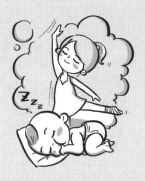

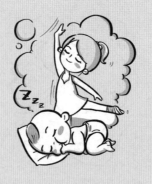

读懂孩子的生长规律

育儿随身册

游川
姜莹 主编

让育儿更科学
让成长更自信

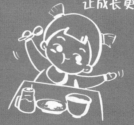

人民卫生出版社
·北京·

图书在版编目（CIP）数据

读懂孩子的生长规律 / 游川，姜莹主编 . —北京：
人民卫生出版社，2022.3（2022.9 重印）
ISBN 978-7-117-32243-0

Ⅰ.①读… Ⅱ.①游… ②姜… Ⅲ.①儿童 – 保健
Ⅳ.①R179

中国版本图书馆 CIP 数据核字（2021）第 205895 号

读懂孩子的生长规律
Dudong Haizi de Shengzhang Guilü

策划编辑	周 宁
责任编辑	吴 明
书籍设计	尹 岩 彭子雁
主 编	游 川 姜 莹
出版发行	人民卫生出版社（中继线 010-59780011）
地 址	北京市朝阳区潘家园南里 19 号
邮 编	100021
印 刷	北京顶佳世纪印刷有限公司
经 销	新华书店
开 本	889×1194 1/32 印张:7
字 数	134 千字
版 次	2022 年 3 月第 1 版
印 次	2022 年 9 月第 2 次印刷
标准书号	ISBN 978-7-117-32243-0
定 价	45.00 元

E – mail pmph @ pmph.com
购书热线 010-59787592 010-59787584 010-65264830
打击盗版举报电话:010-59787491 E-mail:WQ @ pmph.com
质量问题联系电话:010-59787234 E-mail:zhiliang @ pmph.com

前言

　　儿童是国家的未来、民族的希望，儿童健康关系到国家的前途和民族的命运。体格发育作为儿童的基本生理特征和生命现象，不仅反映了儿童个人的营养和健康状况，也反映出一个地区的综合发展水平。做好儿童健康工作，是提高全民健康素质的基础。几十年来，我国儿童的体格发育水平有了显著提高，但超重、肥胖、生长迟缓以及性早熟等问题依然突出。在日常的妇幼保健工作中，我们常常遇到一些家长，由于缺乏对儿童生长发育基本规律的认知，他们没有及时发现并干预孩子成长中的相关问题，最终抱憾终身。

　　孩子是父母爱的结晶，是生命的延续。每对父母都对孩子的未来充满期待……作为孩子成长的第一责任人，爸爸、妈妈总希望尽可能为孩子提供一个安全、健康、多彩的成长环境，也希望通过精心的养育和耐心的陪伴，给孩子更多呵护，让孩子得以平安、顺利地茁壮成长。

　　儿童的生长发育是一个从量变到质变的长期、连续的过程。本书从遗传、疾病、营养、运动、睡眠、心理、中医保健等角度，讲述了家长需要了解的儿童体格发育知识，介绍了一些具体评价指标及监测方法，推荐了促进儿童健康的保健措施。在不同年龄阶段，各器官组织生长快慢不同，家长在掌握了一些基本知识后，可以和专业人员一起对儿童体格发育水平和发育速度进行监测，把一次性的、孤立的测量和评价行为，变成动态、连续的观测与评价习惯，并以此了解和掌握儿童的健康水平，以便在早期发现儿童在生长发育中出现的偏离，并为进一步检查和治疗提供参考依据。

游川

2022 年 1 月

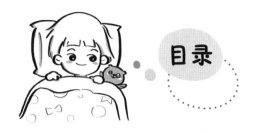

目录

第1章　体格生长发育规律

1. 体重是什么　　　　　　　　　　　　　　　　002

2. 身高（长）是什么　　　　　　　　　　　　　003

3. 早上和晚上测量身高（长）有什么不同　　　　005

4. 头围是什么，如何测量　　　　　　　　　　　005

5. 颅缝、前囟、后囟什么时候闭合　　　　　　　006

6. 正常儿童体重、身高（长）、头围每年应该长多少　006

7. 早产儿的身高（长）、体重能追上正常儿童吗　008

8. 小于胎龄儿的身高（长）、体重能追上正常儿童吗　008

9. 如何判断体型是否匀称　　　　　　　　　　　009

10. 什么是肥胖　　　　　　　　　　　　　　　　009

11. 肥胖有什么危害　　　　　　　　　　　　　　010

12. 体型肥胖会影响身高增长吗　　　　　　　　　011

13. 父母肥胖对孩子的体重有影响吗　　　　　　　012

14. 怎样利用父母身高计算孩子的遗传身高　　　　012

15. 父母都矮，孩子就一定矮吗　　　　　　　　　013

第2章 体格发育评价及监测

1. 衡量儿童体格生长常用的统计学表示方法有哪些　016

2. 什么是身高（长）、体重百分位数法　016

3. 怎样看懂身高（长）、体重百分位数值表和曲线图　017

4. 怎样利用身高（长）、体重百分位数法进行体格生长水平的评估　018

5. 怎样结合遗传因素综合评价身高（长）发育　019

6. 怎样进行生长速度的监测和评价　020

7. 怎样看懂 BMI 百分位曲线图　020

8. 早产儿与足月儿可以用同样的生长曲线图吗　021

9. 骨龄是什么？在评价体格发育中有意义吗　021

10. 如何通过骨龄判断身高何时停止增长　023

11. 什么样的孩子需要进行骨龄检测　024

12. 骨龄检测有辐射吗？会损害孩子健康吗　024

13. 家长在监测儿童体格发育的过程中，什么情况下需要及时就医　025

14. 定期查血常规有必要吗　026

15. 微量元素检查有意义吗　027

16. 维生素 D 检测的意义是什么　027

17. 维生素 A 检测的意义是什么　028

18. 骨密度测量有意义吗　029

第3章　关于儿童生长发育家长普遍存在的误区

1. 营养越多越有利于孩子生长发育吗　　032

2. 父母高，就不用担心孩子的身高了吗　　033

3. 孩子现在矮，可能是晚长吗　　033

4. 市面上的增高产品真能促进儿童长高吗　　034

5. 身材矮小都要使用生长激素治疗吗　　035

第4章　疾病与身高

1. 哪些疾病会影响孩子的身高　　038

2. 如何识别孩子是否患有营养不良？如何预防　　039

3. 为什么儿童容易患营养性缺铁性贫血？对孩子有什么影响　　040

4. X形腿和O形腿是怎么回事　　041

5. 哪些呼吸系统的疾病会影响孩子的生长发育　　042

6. 什么是腺样体肥大？需要治疗吗　　043

7. 为什么儿童容易得消化系统疾病　　044

8. 常见的影响儿童生长发育的消化系统疾病有哪些　　044

9. 如何预防消化系统疾病的发生　　045

10. 孩子食欲不好，生长发育慢，怎么办　　046

11. 孩子吃奶经常呕吐，你考虑过是先天性消化道畸形吗　　047

12. 什么是过敏性疾病 049

13. 常见的过敏症状有哪些？如何识别 050

14. 孩子出现哪些情况，家长需要警惕是过敏表现 050

15. 过敏性疾病对儿童健康有哪些不良的影响 051

16. 蛋白质过敏是不是终生不能吃蛋白质类食物 052

17. 怎样才能准确诊断孩子对哪些物质过敏 052

18. 如何预防过敏性疾病的发生 053

19. 甲状腺疾病在儿童常见吗？会影响孩子的生长发育吗？如何预防 054

20. 什么是生长激素缺乏性侏儒症和特发性矮小 054

21. 什么是先天性肾上腺皮质增生症？它会影响儿童的生长发育吗 056

22. 什么情况下要警惕孩子患有遗传性疾病 056

23. 孩子的身高异常，有必要做遗传学相关检查吗 057

24. 特纳综合征会有哪些特征 058

25. 什么是努南综合征 058

26. 什么是 CHARGE 综合征 059

27. 什么是软骨发育不全 060

28. 如果孩子的生长速度过快，需要注意什么 060

29. 哪些先天性畸形会影响身高的增长 061

30. 哪些情况下可以应用生长激素 061

第5章 睡眠与体格发育

1. 睡眠的重要性　064
2. 睡眠对儿童体格发育有哪些影响　064
3. 婴儿睡眠有什么特点　064
4. 幼儿睡眠有什么特点　066
5. 学前儿童睡眠有什么特点　066
6. 如何判断儿童睡得好不好　067
7. 什么样的睡眠环境更有利于儿童生长发育　067
8. 睡眠分哪几个阶段　069
9. 非快速眼动睡眠有什么特点　070
10. 快速眼动睡眠有什么特点　070
11. 非快速眼动睡眠与快速眼动睡眠的区别是什么　071
12. 如何从小培养儿童良好的睡眠习惯　071
13. 喂养方式会影响儿童的睡眠吗　072
14. "早睡早起身体好"是真的吗　073
15. 儿童夜间总是翻来覆去，正常吗　073
16. 婴儿为什么容易发生频繁夜醒　074
17. 晚上睡不够，全靠白天凑，可取吗　075
18. 儿童晚上不睡，早上不起怎么办　075
19. 婴儿可以与父母在一个床上睡吗　076
20. 晚上睡前讲故事，有助于儿童睡眠吗　077

21. 儿童心理问题影响睡眠吗 078

22. 儿童喜欢趴着睡，一定要翻过来吗 078

23. 儿童睡觉老打呼噜是怎么回事 078

24. 婴儿睡觉，开夜灯方便照顾，可以吗 079

25. 儿童晚上睡觉要求大人陪着怎么办 080

26. 小时候没分床睡，大了怎么分 080

27. 睡前打游戏，可以吗 080

28. 吃得饱，睡得香，是这么回事吗 081

29. 晚上不睡觉，恐吓有用吗 081

30. 儿童睡觉做噩梦，怎么办 082

第6章 营养与体格发育

1. 什么是营养 084

2. 营养与健康的关系 084

3. 什么是营养素 084

4. 营养素都包括哪些 084

5. 各种营养素在体内有哪些作用 085

6. 什么是膳食营养素参考摄入量 086

7. 婴幼儿期较易缺乏的营养素有哪些 087

8. 哪些营养素在儿童期更易缺乏 089

9. 哪些食物中富含蛋白质 090

10. 儿童缺乏蛋白质有哪些表现 090

11. 为什么要重视儿童的钙营养　091

12. 如何判断儿童是否缺钙　091

13. 儿童缺钙该怎么办　091

14. 哪些食物中富含钙　092

15. 哪些因素会影响钙的吸收　093

16. 母乳喂养还需要额外补钙吗　094

17. 体检血钙正常是不是就不需要补钙了　094

18. 为什么要重视儿童的铁营养　094

19. 儿童缺铁有哪些危害　095

20. 儿童铁缺乏有哪些表现　095

21. 血红蛋白检测值在正常范围内，儿童就不缺铁了吗　096

22. 哪些食物中富含铁　096

23. 哪些食物会影响铁的吸收　096

24. 为什么要重视儿童锌营养　097

25. 儿童缺锌有哪些表现　097

26. 锌的主要食物来源有哪些　098

27. 影响锌吸收的因素有哪些　098

28. 母乳喂养还需要额外补锌吗　098

29. 钙、铁、锌是一起补还是分开补　099

30. 为什么要重视儿童的维生素 A 营养状况　099

31. 儿童维生素 A 缺乏有哪些表现　100

32. 儿童维生素 A 缺乏的诊断指标是什么　101

33. 维生素 A 的主要食物来源有哪些　101

34. 哪些因素会影响维生素 A 的吸收和利用　102

35. 母乳喂养还需要补充维生素 A 吗　102

36. 缺铁性贫血和维生素 A 缺乏有关吗　103

37. 为什么要重视儿童的维生素 D 营养状况　103

38. 儿童维生素 D 缺乏的诊断指标是什么　104

39. 维生素 D 的主要食物来源有哪些　104

40. 每天晒太阳还需要补充维生素 D 吗　105

41. 母乳喂养的宝宝需要补充维生素 D 吗　105

42. 长期服用维生素 AD 制剂会中毒吗　105

第 7 章　饮食习惯与体格发育

1. 什么是顺应喂养　108

2. 为什么母乳喂养有助于生长发育　108

3. 母乳不足时，配方奶与鲜奶哪个更适合于宝宝　108

4. 乳酸饮料能代替奶制品吗　109

5. 如何添加辅食　109

6. 肉的营养多还是肉汤的营养多　110

7. 如何正确为孩子选择零食　110

8. 什么是宝宝最好的饮料　111

9. 水果是否可以替代蔬菜　112

10. 适合宝宝辅食的烹饪方法有哪些　112

11. 鸡蛋烹调方法对营养价值的影响　112

12. 如何合理安排饮食，促进宝宝生长　113

13. 为什么饮食要多样化　113

14. 儿童的一日三餐各需要提供多少能量　114

15. 怎样避免高糖、高盐的加工食品　114

16. 什么是反式脂肪酸　115

17. 反式脂肪酸对宝宝的危害　115

18. 哪些食物中含有反式脂肪酸　115

19. 家用食谱参考　116

20. 贵的营养品就是好的吗　117

21. 吃的越多，长得越好吗　118

22. 补钙可以食补吗？用不用额外口服钙剂　119

23. "饭前喝汤，苗条健康"也适用于婴幼儿吗　119

第8章　心理健康与体格发育

1. 孩子总是不开心，会影响体格发育吗　122

2. 心理因素如何影响孩子的体格发育　122

3. 缺乏父母关爱会对孩子的体格发育有哪些影响　123

4. 孩子心理健康的标准有哪些　123

5. 孩子的心理压力来源有哪些　124

6. 如何建立安全的亲子依恋关系　125

7. 如何营造良好的家庭氛围　125

8. 如何做到高质量、有效的陪伴 126

9. 新生儿期心理保健，家长应该怎么做 126

10. 婴儿期心理保健，家长应该怎么做 127

11. 1～2岁儿童心理保健，家长应该怎么做 128

12. 2～3岁儿童心理保健，家长应该怎么做 128

13. 3～4岁儿童心理保健，家长应该怎么做 129

14. 4～5岁儿童心理保健，家长应该怎么做 130

15. 5～6岁儿童心理保健，家长应该怎么做 131

16. 孩子出现哪些表现，要警惕心理问题 132

17. 孩子常见的行为问题有哪些 132

18. 生了二胎，老大会有哪些变化，父母应该怎么做 133

19. 如何帮助幼儿管理情绪 134

20. 孩子总是吸吮手指该怎么办 135

21. 孩子总是咬指甲该怎么办 136

22. 孩子有"习惯性摩擦综合征"该怎么办 136

23. 孩子不听话，应该怎么管教 137

24. 情绪障碍有哪些？对孩子有什么影响 139

25. 如何应对幼儿的入园分离焦虑 139

26. 孩子出现哪些表现，要警惕儿童抑郁症 140

第9章　中医与生长发育

1. 中医如何论述儿童生长发育 142

2. 中医如何区分孩子的不同体质 143

3. 什么体质的孩子生长发育会减慢 144

4. 中医按摩穴位的方法能促进儿童体格发育吗 144

5. 食疗能促进儿童骨骼发育吗 146

6. 孩子便秘会影响体格发育吗 148

7. 儿童便秘，中医怎么调理 148

8. 阴虚燥热质的孩子该如何调理 149

9. 不愿意吃饭的孩子可以用中药调理吗 150

10. 孩子抵抗力差，易生病，影响体格发育，中药如何
调理 151

11. 孩子手心热，是什么原因 152

12. 孩子晚上入睡迟，睡不安稳，是老人常说的内热问
题吗 153

13. 孩子肥胖影响体格发育，中医有什么好的减肥方法 154

14. 孩子总是不知节制地吃东西，肚子很大，四肢很瘦，
怎么调理 156

15. 孩子骨龄大，在家如何调理 157

16. 孩子早产，现在体格发育缓慢，在家如何调理 159

17. 家长总怕生长激素有副作用，中药有替代生长激素
的作用吗 160

第10章 运动与生长发育

1. 提高儿童身体活动水平有诸多益处　162

2. 科学运动促进儿童骨骼健康　163

3. 运动与儿童健康体重的关系是什么　163

4. 儿童的运动有哪些主要原则　163

5. 究竟什么才算有益健康的运动　165

6. 0～1岁婴儿的运动建议　166

7. 1～3岁幼儿的运动建议　167

8. 3～6岁学前儿童的运动建议　167

9. 不同锻炼项目的分类与特点　168

10. 哪些运动项目有助于生长发育　169

11. 适合控制体重的锻炼项目有哪些　169

12. 促进骨骼健康的锻炼项目有哪些　171

13. 为什么说各种运动项目不是锻炼的全部　171

14. 为什么要增加儿童运动时间，减少孩子的久坐行为　172

15. 0～6岁儿童每天应该运动多长时间　173

16. 如何判断儿童运动强度　174

17. 3～4岁儿童推荐锻炼动作有哪些　174

18. 4～5岁儿童推荐锻炼动作有哪些　177

19. 5～6岁儿童推荐锻炼动作有哪些　178

20. 身体姿态异常对生长发育有哪些影响　180

21. 什么是正确的站姿　　180

22. 什么是正确的坐姿　　181

23. 什么是正确的走路姿势　　182

24. 如何简单测试孩子是否含胸驼背　　182

25. 如何纠正身体姿态异常　　182

26. 常见错误的身体姿态有哪些　　183

27. 维持正确身体姿态的锻炼小窍门　　187

28. 为什么说家长的陪伴是促进儿童积极锻炼的最佳
方式　　187

29. 运动前热身的重要性　　188

30. 儿童如何正确进行热身、准备活动　　188

31. 运动后的整理与放松的重要性　　189

32. 儿童整理与放松的方法有哪些　　190

33. 孩子还小，不需要运动，对吗　　191

34. 儿童需要进行力量锻炼吗　　191

35. 坐没坐相，站没站相只是一种不良习惯吗　　192

36. 所有运动都能促进生长发育吗　　192

37. 踢足球会让孩子变成 O 形腿吗　　193

附录　　195

第1章

体格生长
发育规律

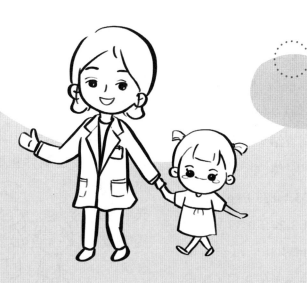

体格生长评价是以生长标准为依据，判断儿童生长状况的过程，可反映儿童健康和营养状况。评价包括生长水平、生长速度和匀称度三方面内容，应选择易于测量、有较大人群代表性的指标来表示。常用指标包括体重、身高（长）、坐高（顶臀长）、头围、胸围、上臂围、皮下脂肪等，其中体重、身高（长）是最常用的人体测量指标，也是本书介绍的重点。

1. 体重是什么

体重是身体各组织、器官系统、体液的总重量，骨骼、内脏、体脂、体液占比较大。因为体脂与体液变化较大，所以体重易于波动。从我国 2005 年 9 市调查结果来看，男婴出生体重平均为（3.33±0.39）kg，女婴为（3.24±0.39）kg，与世界卫生组织 2006年的参考值相近（男婴3.3kg，女婴3.2kg）。

监测时最好固定一种状态，比如晨起空腹排大小便后，穿单衣（除去衣服重量），使用相同的测量工具，以减少误差。可以每个月测量一次，若存在超重、肥胖现象，需要控制体重时，可以每天或每周测量一次。

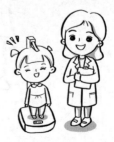

新生儿出生体重与胎次、胎龄、性别及宫内营养状况有关，出生后的体重增长则与营养、疾病等因素密切相关。体重是反映儿童生长与近期营养状况的重要指标。

2. 身高（长）是什么

身高（长）是指头部、脊柱与下肢长度的总和。立位测量称为身高，仰卧位测量称为身长。2 岁以下儿童立位测量不易准确，应仰卧位测量。同一儿童身长测量值＞身高测量值，两者相差 0.7 ~ 1.0cm。身高（长）生长水平反映了儿童线性生长和骨骼生长状况良好与否，是儿童健康状况的重要衡量指标。身高（长）的增长受种族、遗传、宫内发育水平、内分泌及营养、睡眠、运动等因素的影响。

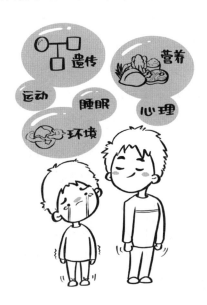

tips

2岁以下儿童应仰卧位测量身长。测量时，需要两位测量者配合。婴幼儿脱鞋、袜、帽后，仰卧于地垫、书桌等平面，固定头部，使头顶接触与之垂直的墙面。固定双膝，使下肢伸直。用硬皮书等贴紧两足跟部，在与地垫等平面垂直相交处做记号，用尺子测量墙面与所做记号之间的距离即为身长。可以每个月测量一次。

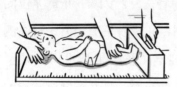

2岁以上儿童站立位测量身高，需要注意以下几点：①同一时间段（清晨最佳）。②同一测量者。③同一测量工具。④脱去鞋帽，松开发辫。⑤同一站立姿势（平视前方，避免头部过度仰伸；与墙面平行，与地面垂直；挺胸，收腹，腰部尽量挺直；两臂自然下垂，足跟靠拢，脚尖分开约60度；足跟、臀部、两肩胛和头枕部四点一线，紧贴在没有踢脚线的墙面）。用三角尺或硬皮书与头顶接触，在与墙面垂直处做记号，测量地面与该记号之间的距离即为身高。可以每个月测量一次。

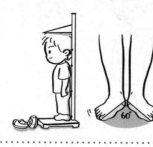

3. 早上和晚上测量身高（长）有什么不同

据国内外的文献报道，正常儿童早、晚测量的身高（长）可以相差 1.0 ~ 2.0cm。这主要是由于经过一天的活动，长时间的站立、行走、跑步之后，在重力因素影响下，可以使关节间隙缩小，椎间盘变薄，足弓变浅，脊柱弯曲度增加，导致身高（长）变矮。经过卧床休息，椎间盘可恢复原状，脊柱也将恢复到原来的长度；体内其他关节间相对松动，骨骼的软骨层能吸收较多的体液，卧床休息后也能恢复松厚的弹性状态。同时，一日之内身高（长）的变化量还与当日的运动量、运动类型及负重情况等因素密切相关。因此，晨起的身高（长）是一天内最大值，晚上睡前则是最小值。需要强调的是，要在同一个时间点监测身高（长），其数据才具有可比性。

4. 头围是什么，如何测量

头围是头的最大周径，它反映 2 岁以内儿童脑和颅骨生长发育情况，是筛查婴幼儿潜在脑部发育及神经系统功能异常的常用指标。胎儿期脑生长最快，故出生时头围相对较大，平均为 33 ~ 34cm。头围测量在 2 岁以内最有价值，头围过大或过小可能提示某些疾病。

头围的测量方法：取坐位或仰卧位，测量者将软尺零点固定于头部右侧眉弓上缘，软尺紧贴头部皮肤，经右侧耳上、枕骨粗隆及左侧眉弓上缘回至零点，读取与零点交叉的刻度，即为头围。

5. 颅缝、前囟、后囟什么时候闭合

除头围外，颅骨的生长发育还需关注颅缝，前、后囟大小及闭合时间。新生儿出生时可以摸到颅缝，经过产道挤压，颅缝可稍有重叠，不久便消失。额缝常在出生后 2 年内骨性闭合。其余颅缝与身高发育同步，多在 20 岁左右骨性闭合。

前囟是两块额骨与两块顶骨间形成的间隙，外形近似菱形，是颅骨最大的缝隙，出生时对边直径平均约为 1.5～2cm。以后随颅骨生长而增大，6 月龄左右逐渐骨化变小，通常在 1～1.5 岁闭合。前囟检查很重要，如脑发育不良时前囟小或关闭早，甲状腺功能减退时前囟闭合延迟，颅内压增高时前囟饱满，脱水时前囟凹陷等。

后囟是由两块顶骨和枕骨形成的三角形间隙，婴儿出生时有些后囟已闭合。即便尚未闭合，其后囟也很小，一般 2～3 个月后终将闭合。

6. 正常儿童体重、身高（长）、头围每年应该长多少

出生后第一年（婴儿期）是儿童体格生长最快的时期，为第一个生长高峰。从第二年开始，儿童生长速度逐渐减

慢。学龄前与学龄期儿童生长速度平稳。青春期前 1～2 年生长速度减慢。青春期为第二个生长高峰。儿童体重、身高（长）及头围增长速度见表 1-1，儿童体重、身高（长）估算公式见表 1-2。

表 1-1　儿童体重、身高（长）及头围增长速度

年龄	体重增长	身高(长)增长	头围增长
0～3 月龄	0.8～1.2kg/ 月	约 3.5cm/ 月	0～6 个月共增长约 9cm
3～6 月龄	0.4～0.6kg/ 月	约 2.0cm/ 月	
6～12 月龄	0.25～0.3kg/ 月	1.0～1.5cm/ 月	共增长约 3cm
1～2 岁	2.0～2.5kg/ 年	约 12cm/ 年	共增长约 2cm
2 岁～青春期前	约 2.0kg/ 年	5～8cm/ 年	2～4 岁共增长约 1.5cm 4～10 岁共增长约 2cm
青春期	女孩：约 4.0kg/ 年 男孩：约 5.0kg/ 年	女孩：6～8cm/ 年（共增长约 25cm）男孩：7～9cm/ 年（共增长约 28cm）	增长较慢，15 岁接近成人

表 1-2　儿童体重、身高估算公式

体重(kg)		身高(cm)	
1～6 岁	年龄(岁)×2＋8	2～10 岁	年龄(岁)×6.5＋76
7～10 岁	年龄(岁)×3＋2		

7. 早产儿的身高（长）、体重能追上正常儿童吗

早产儿是指出生时胎龄小于37周的新生儿。我国早产儿的发生率为5%~10%。早产儿受先天性因素的影响，出生时生长发育相对不足。然而，去除不利因素后，早产儿可出现加速生长，并回到相应胎龄的正常生长轨道。追赶性生长的最佳时期为出生后第一年，尤其是在6月龄内。此时间段内若能合理喂养，保证充足而均衡的营养，无严重疾病的影响，则多数早产儿将于2~3年内完成追赶性生长，其体重、身长、头围将达到足月儿水平。早产儿理想的追赶性生长是线性生长和瘦体重平行增长。体重增长过快则会使身体堆积过多的脂肪，这将增加儿童罹患远期肥胖、胰岛素抵抗等代谢综合征的风险。

8. 小于胎龄儿的身高（长）、体重能追上正常儿童吗

儿科临床上将小于胎龄儿（small for gestational age，SGA）定义为出生体重低于同胎龄、同性别平均体重第十百分位的新生儿。2006年美国儿科内分泌和生长激素学会则将其定义为出生体重或身长小于同胎龄、同性别2个标准差（<−2SD）的新生儿。早产、足月、过期产的新生儿群体中均有小于胎龄儿，中国的发生率约为7.5%。出生后6月龄内，多数小于胎龄儿体重将出现追赶性生长，但身长追赶

则需要较长时间。2 岁时 85%～90% 的小于胎龄儿身长位于同龄健康儿童的身长范围内，其余 10%～15% 仍不能达到该范围且体格生长始终落后于正常儿童，这些儿童中 50% 成年后身材矮小。目前研究表明，小于胎龄儿是成年期慢性疾病如肥胖、糖尿病、心血管疾病的高危因素，因此促进小于胎龄儿的适度生长，做好身高（长）及体重的管理对预防代谢综合征等疾病的发生具有非常重要的意义。

9. 如何判断体型是否匀称

体型匀称度是反映体型发育比例关系的指标，常以两个体格指标间的关系表示。目前 2 岁以内的儿童常采用身长的体重（weight for height，W/H）表示一定身长对应的体重范围；2 岁以后的儿童则应采用年龄的体重指数（body mass index for age）间接反映单位面积中所含的体重数，体重指数值与年龄、性别、成熟状况有关。体重指数（BMI）＝体重（kg）÷身高^2（m^2），国际上推荐 BMI 作为评价儿童和青少年肥胖首选指标，BMI 的值随年龄不同其正常值范围也不同。

10. 什么是肥胖

肥胖是在遗传、环境因素交互作用下，长期能量摄入超过消耗，导致体内过多能量以脂肪形式贮存，脂肪积聚过多，从而危害健康的一类慢性代谢性疾病。肥胖已成为全球性的公共卫生问题，中国儿童肥胖人数位列全球第二。儿童肥胖大多属于单纯性肥胖，病理性肥胖只占 5% 以下。通常用 BMI 来判断肥胖，将 85 百分位和 95 百分位分别定为超重和肥胖的界值点，具体可以参照《中国 2～18 岁男（女）童 BMI 百分位曲线图》。对于成年人，根据《中国成人超重和肥胖症预防控制指南》，中国超重和肥胖的界值点分别定为 BMI = 24kg/m^2 和 BMI = 28kg/m^2。

11. 肥胖有什么危害

肥胖的根本变化是脂肪在体内过量聚集及血脂异常，过量聚集的脂肪反馈性地分泌瘦素、前列腺素等细胞因子影响很多代谢过程，从而影响器官功能，产生一系列并发症。常见的儿童肥胖所致系统损害包括：①心血管系统：肥胖是高血压的重要危险因素，还容易引起血脂紊乱、心脏功能受损、早期动脉粥样硬化、代谢综合征（由一组代谢紊乱症候群组成的一种疾病状态，包括胰岛素抵抗、血脂异常等）及其他疾病。②内分泌系统：儿童肥胖可导致胰岛素抵抗和 2 型糖尿病，影响性发育，尤其在女童可引起性发育提前、月经异常等。③呼吸系统：儿童期肥胖与哮喘有关，并且是阻塞性睡眠呼吸暂停综合征（导致低氧血症、睡眠结构改变）发生的重要因素之一。④消化系统：肥胖儿童可并发肝功能异常、脂肪肝、胆囊病变等。⑤骨骼系统：肥胖儿童易发生骨科并发症，如股骨头滑脱、骨骺畸形、胫骨内翻等。⑥心理行为与认知：肥胖儿童可因身体形象被人取笑和排斥、缺乏自信、不愿外出等，出现一些负面的心理行为障碍，最终影响儿童的社会适应能力及生存竞争力。

12. 体型肥胖会影响身高增长吗

肥胖对儿童身高增长的影响体现在以下几方面：①肥胖儿童的运动能力及运动时间低于同龄儿童，骨骼得不到运动的良好刺激。②食欲旺盛，摄入的热量和蛋白质高于其他儿童，促进骨骼生长加快，甚至骨龄提前，最终导致骨骼发育过早停滞（这就是一些肥胖儿童小的时候比别人高，到了别人加速生长的时候反而长得慢，最终身高不理想的原因）。③肥胖会影响内分泌系统，肥胖儿童体内性激素水平高于正常儿童，性成熟发生较早。④脂肪过多会消耗更多的生长激素。⑤体重的增加会对腰椎以及骨骼产生较大的压力，从而阻碍骨骼的生长。⑥若体重过重且钙摄入不足，则容易发生膝外翻（X 形腿）、膝内翻（O 形腿）及扁平足等畸形，这些因素都将影响身高。

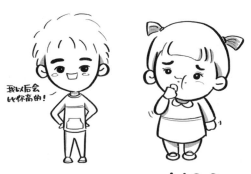

$$BMI = 体重(kg) \div 身高^2 (m^2)$$

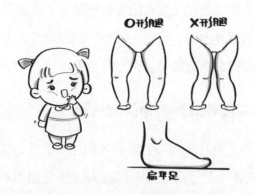

13. 父母肥胖对孩子的体重有影响吗

父母的体重对孩子有影响，其原因是肥胖具有高度遗传性。肥胖的家族性与多基因遗传有关。双亲皆为肥胖者，后代肥胖发生率为 70%～80%；双亲之一为肥胖者，后代肥胖发生率为 40%～50%；双亲均为正常者，后代肥胖发生率仅10%～14%。

14. 怎样利用父母身高计算孩子的遗传身高

身高受遗传和环境等因素的影响，其中遗传的影响约占70%，后天环境因素的影响约占 30%。遗传身高是根据父母平均身高（即遗传潜力）所确定的儿童成年后的身高范围（也称为靶身高）。遗传靶身高的计算公式是：男童遗传靶身高（cm）＝（父亲身高＋母亲身高＋13）/2；女童遗传靶身高（cm）＝（父亲身高＋母亲身高－13）/2。身高增长只有一次机会，具有不可逆性，因此家长需要对其给予足够的关注，并帮助儿童在有限时间内把先天所赋予的生长潜能充分发挥出来。

15. 父母都矮，孩子就一定矮吗

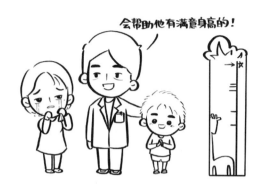

人类身高是由多基因控制的，最终发育水平取决于遗传与环境等因素的综合作用。对于父母都矮、遗传水平低的孩子，要尽可能改善环境，做到均衡营养，合理运动，充足睡眠，保持愉悦，减少疾病，让身高增长朝着遗传的上限靠近。

第 2 章

体格发育评价及监测

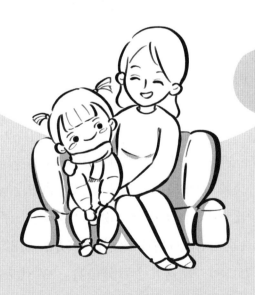

1. 衡量儿童体格生长常用的统计学表示方法有哪些

判断一个儿童的身高（长）、体重是否正常，首先要将其身高（长）、体重与同年龄、同性别正常儿童的身高（长）、体重进行比较，而这个正常的身高（长）、体重被称为标准。它是从具有代表性的大量健康儿童的体格测量中计算出来的数据。在儿童体格调查时，常会用统计学方法进行分析，本书重点介绍百分位数法，采用的是首都儿科研究所根据 2005 年 9 省 / 市体格发育调查数据研究制定的标准。百分位数法简单明了，便于家长掌握及应用（见附录）。

2. 什么是身高（长）、体重百分位数法

身高百分位数法可理解为从生活环境相似的人群中随机选择 100 个同年龄、同性别的孩子，按身高（长）从矮到高排队，排在第 50 位的身高（长）就处于第 50 百分位数（P50th）上，相当于均值。这 100 个孩子中有 49 个孩子比他矮，剩下 50 个孩子比他高。排在第 25 位的身高（长）在第 25 百分位数（P25th）上，表示有 24 个孩子比他矮，剩下 75 个孩子比他高。体重百分位数法也是同理，评估的是同年龄、同性别儿童体重的百分位数。该方法常用第 3、10、25、50、75、90、97 这几个百分位数。P3rd 代表第 3 百分位数值，P97th 代表第 97 百分位数值，P3rd ~ P97th 为正常范

围，包括 94% 的样本人数。

临床上常用数值表和曲线图来表示身高（长）、体重的百分位数，男童、女童有各自适用的数值表和曲线图。身高（长）、体重百分位数值表便于查询但不够直观；身高（长）、体重百分位曲线图则能准确反映儿童发育水平，同时便于对儿童某项指标进行定期纵向观察，比较直观。

3. 怎样看懂身高（长）、体重百分位数值表和曲线图

（1）身高（长）、体重百分位数值表的使用方法

身高（长）、体重百分位数值表左侧第一列为年龄（0 ~ 18 岁），上方第一行为不同的百分位（P3[rd] ~ P97[th]），其余每一小格中左上方代表身高（长）（cm），右下方代表体重（kg）。查阅时先找到对应该儿童性别的表格，并从左侧第一列选择最接近的年龄段，然后从该年龄的一行找到孩子最接近的身高（长），该身高（长）所对应的百分位（最上方一行）即为该儿童目前身高（长）所处的百分位。体重查阅方法与身高（长）相同。

（2）身高（长）、体重百分位曲线图使用方法

身高（长）、体重百分位曲线图横坐标代表年龄，纵坐标代表身高（长）及体重具体数值，表格上部分的曲线代表身高（长），下部分的曲线代表体重。使用时先找到适合儿童性别的表格，在横坐标上找到儿童的年龄（每一小格代表

3 个月），在纵坐标上找到儿童的身高（长）（每一小格代表 1cm），两者相交点所对应的百分位曲线水平，即为该儿童目前身高（长）所处的百分位。体重查阅方法与身高（长）相同。

4. 怎样利用身高（长）、体重百分位数法进行体格生长水平的评估

将某一年龄时点所获得的某一项体格测量值与标准值比较，得到该儿童在同年龄同性别人群中所处的位置，即该儿童生长的现实水平。可以利用身高（长）、体重的百分位数进行分级，评价儿童当前的体格发育水平。虽然从 P3rd ~ P97th 均为正常范围，但跨度较大，目前常采用五等级划分法进一步细化，临床应用时补充 P10th、P90th 百分位线为警示线，早产儿体格生长评估需矫正年龄后评估。

例如：一个 2 岁男童身高（长）76cm，身高（长）发育水平 < P3rd（82.05cm），等级评估为下等（异常）。目前矮小症的诊断标准：在相似生活环境下，同种族、同性别和同年龄的个体身高（长）低于正常人群平均身高（长）2 个标准差者（−2SD），或低于第 3 百分位数（−1.88SD）者。按照上述标准，该 2 岁男童符合矮小症诊断，需要进一步诊治，见表 2-1。

表 2-1　五等级划分法

等级	百分位数法
上	$> P97^{th}$
中上	$P75^{th} \sim P97^{th}$
中	$P25^{th} \sim P75^{th}$
中下	$P3^{rd} \sim P25^{th}$
下（异常）	$< P3^{rd}$

5. 怎样结合遗传因素综合评价身高（长）发育

用百分位数法评价身高（长）时只能判断儿童身高（长）在人群中所处的位置，要确定是否处于异常，还需结合家族遗传综合评价。例如，一个 5 岁的男童，身高 108.4cm，位于第 25 百分位。其父亲身高 180cm，母亲身高 168cm，按照公式计算遗传靶身高为 180.5cm，该身高对应的成年身高位于第 90 百分位，属于中上等身高。那么这个儿童的身高虽然位于正常范围，但明显低于遗传水平，也需要积极寻找阻碍身高增长的因素。反之，一个 5 岁的男童，身高 103cm，低于第 3 百分位。其父亲身高 160cm，母亲身高 150cm，遗传靶身高为 161.5cm，该身高对应的成年身高也位于第 3 百分位。那么这个儿童的身高虽然属于下等，但相对于遗传而言是正常的，属于家族性身材矮小。因此在评价儿童身高（长）时要充分考虑到父母身高对儿童身高（长）的影响。当儿童身高（长）与遗传身高所处的百分位相差较大时，需要进一步明确发育状态是否正常。

6. 怎样进行生长速度的监测和评价

某一时间点获得的体格测量不能反映儿童的生长变化过程，定期连续测量获得的生长数据以曲线的形式表现出来，能更加直观地判断儿童生长速度的变化及生长趋势。生长速度是对某一单项体格生长指标进行定期连续测量（纵向调查）所获得的该项指标在某一时间段中的增长值，是评价生长发育在相应时间内是否偏离正常的重要依据。

例如：身高（长）的生长速度可以按照以下公式计算：身高（长）年生长速度（cm/年）=［（后一次测量的身高（长）值）-（前一次测量的身高（长）值）/两次测量之间的时间差值（月）］×12。例如：小明5岁时身高是111cm，5岁6个月时身高是115cm，中间经历了6个月时间，年生长速度（cm/年）=［（115-111）/6]×12 = 8，也就是近期小明身高的年生长速度为8cm/年。体重的生长速度计算方法也是同理。计算出来的生长速度与同年龄的正常生长速度比较就可以判断正常与否。

7. 怎样看懂BMI百分位曲线图

使用BMI百分位曲线图之前先要按照前面介绍的公式计算出当前的BMI值。BMI百分位曲线图横坐标代表年龄，纵坐标代表BMI具体数值。使用时先找到适合儿童性别的表格，在横坐标上找到儿童的年龄（每一小格代表 3 个月），纵坐标上找到儿童的 BMI 值（每一小格代表 0.2kg/m²），两者相交点所对应的百分位曲线水平，即为该儿童目前 BMI 所处的百分位，从而评价营养状况、体型匀称度，筛查超重或肥胖。BMI 值在 P5th ~ P95th 为正常范围，小于 P5th 为消瘦，P85th ~ P95th 为超重，超过 P95th 为肥胖。

8. 早产儿与足月儿可以用同样的生长曲线图吗

目前胎龄 < 40 周的早产儿国际上多采用 Fenton 早产儿生长曲线评价生长，我国目前尚无可供使用的早产儿生长标准，临床上采取将早产儿矫正胎龄后（胎龄至 40 周），再与足月儿的生长标准进行比较确定实际生长水平。如胎龄 32 周的早产儿实际年龄为 3 月龄，以胎龄 40 周计算，该早产儿矫正后的生理年龄为 1 月龄，评价该 3 月龄的早产儿应与 1 月龄正常婴儿的生长标准来进行比较。

9. 骨龄是什么？在评价体格发育中有意义吗

人的生长发育可用两个"年龄"来表示，即生活年龄（日历年龄）和生物学年龄（骨龄）。临床上通过 X 线检查测定不同年龄儿童长骨干骺端骨化中心出现的时间、

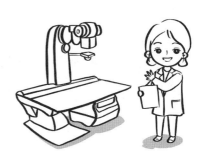

数目、形态的变化，并将其标准化，将儿童骨骼实际发育程度与标准化的骨变化比较所得的发育年龄，即为骨龄。骨龄评价一般通过拍摄并评价左手手腕部 X 线片完成，通过分析腕骨、掌骨、指骨骨化中心发育程度进行骨龄评价。目前我国常用的骨龄评价标准有 G-P 图谱法及《中国人手腕部骨龄发育标准 - 中华 05》，由于中国儿童和欧美儿童生长发育规律不同，在我国建议使用《中国人手腕部骨龄发育标准 - 中华 05》。

骨龄能较准确地反映个体的生长发育水平和成熟程度，在儿童健康评价、生长迟缓及内分泌疾病的诊治等方面有重要意义。进行骨龄检测后需要结合实际年龄来评估发育状态，骨龄和实际年龄并非完全一致，一般认为相差 2 岁以内（含 2 岁）属于正常范围。对于青春期前的儿童来说，使用骨龄百分位数判断更为准确，在 3 ~ 97 百分位数之间为正常，小于 3 或者大于 97 百分位数说明骨龄发育异常，需要警惕某些影响儿童生长发育的疾病，如甲状腺功能减退症、生长激素缺乏症时骨龄明显落后，中枢性性早熟、先天性肾上腺皮质增生症时骨龄提前。

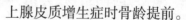

手腕部 X 线片不仅能够用于评价骨龄，还可以让我们发现骨发育异常及更多影响儿童生长发育的因素，如某些环境的影响、疾病或心理问题会在手腕部 X 线片上出现生长停滞线，营养障碍

会导致出现假骺或额外的骨化中心，某些综合征表现为手腕部管状骨长度变化呈特定的趋势（如特纳综合征表现为第Ⅳ、第Ⅴ短掌骨），以及 SHOX 单倍体不足会导致马德隆畸形等。

10. 如何通过骨龄判断身高何时停止增长

未成熟的长骨在解剖上分为骨骺和骨干。生长的玄机就藏在骨骺与干骺端之间，叫骺板或生长板，其本质是软骨，在 X 线上表现为长骨两端较宽的透光带。生长板的软骨细胞分裂增殖，从骨骺侧向骨干侧不断成骨，使骨的长度延长。随着青春期来临，性激素分泌增加，生长板逐渐被骨组织取代，剩下一条紧密的缝，在 X 线上表现为透光带模糊以至消失，也就是人们常说的"骨骺线闭合"，这标志着长骨停止生长。一般而言，女童 13～14 岁骨龄时干骺端开始融合，至 16～17 岁完全闭合；在男童，15～16 岁开始融合，至 18～19 岁完全闭合。骨骺线一旦开始闭合，身高即停止增长。通过骨龄，不仅可以了解儿童的身高增长速率，还能较为准确地了解孩子剩余的生长时间和生长潜力。

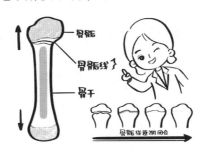

11. 什么样的孩子需要进行骨龄检测

骨龄检测可以帮助我们监测儿童的健康和营养状况，识别异常的生长方式，让我们早期发现孩子潜在的慢性疾病以及评估疾病的治疗效果，帮助儿保医生指导家长的科学抚育。出现以下情况，建议孩子进行骨龄检测：

（1）出生时被诊断为小于胎龄儿并且 3 岁以后身高低于第 10 百分位数的。

（2）出生时正常，但身高低于第 3 百分位数或高于第 97 百分位数的。

（3）两次生长监测（间隔 1 年）身高水平跨越两个主要百分位数（3rd，10th，25th，50th，75th，90th，97th）区间的。

（4）两次生长监测（间隔 1 年）体重水平跨越两个主要百分位数区间的。

（5）女孩 8 岁前乳房开始发育或 10 岁前初潮的；男孩 9 岁前出现睾丸发育等第二性征的。

（6）严重消瘦、超重或肥胖会影响儿童的骨龄发育，应该在医生的指导下接受骨龄检测。

12. 骨龄检测有辐射吗？会损害孩子健康吗

凡是 X 线照射都会有辐射，但骨龄检测辐射剂量很小。骨龄通常拍摄左手及腕部（离主要器官较远的末端部位），一次骨龄照片所接受的 X 线量少于 0.00012mSv，一次骨龄照片的辐射量，相当于在自然界 20 分钟、坐飞机 2 分钟、看电视 44 小时或者吃饭 21 天所接受的辐射量，作用微乎其微，对人体无损害。因此，家长无需谈 X 线色变，它的辐射剂量是安全的。

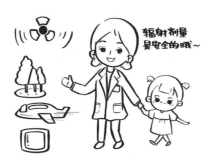

13. 家长在监测儿童体格发育的过程中，什么情况下需要及时就医

①身高（长）或体重低于同年龄同性别第 3 百分位（ < P3rd ）或大于第 97 百分位（ > P97th ）。②身高（长）或体重向上或向下跨 2 条主百分位线。③身高（长）、体重生长速度低于正常水平。④ BMI > P85th。⑤当前身高明显低于或高于遗传身高水平。

若家长没有定期监测孩子身高（长）、体重，但出现以下情况也需要及时就医：①孩子在班级里总是坐在第一排，排队总在第一个。②跟同龄儿童比又矮又瘦。③1 ~ 3 年不需要买新衣服，去年合身的衣服下一年穿仍然合适。有上述情况时提示孩子身高（长）、体重增长缓慢。

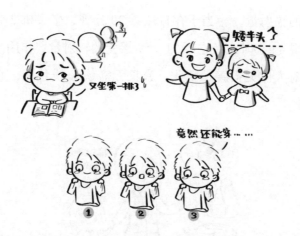

14. 定期查血常规有必要吗

　　人体血液的有形成分包括红细胞、白细胞与血小板，这3个组成成分发生变化，均会不同程度地反映人体器官的功能变化以及一些疾病的发生与发展。通过血常规检查便可以初步判断血液中红细胞、白细胞、血小板三大系统是否正常。血常规是临床及保健最基础的检验项目，几乎所有疾病的诊断都离不开血常规，一些疾病的长期监测、治疗效果的判定也非常依赖血常规。很多家长往往容易忽视血常规检查，殊不知简单的检查就可以协助我们判断孩子是否有贫血、感染、过敏等情况，而这些都会在一定程度上影响孩子的生长发育。

　　贫血是儿童的常见病，通过检查血常规就可以发现。婴幼儿期铁缺乏和贫血会影响儿童脑发育和智力发育，甚至会影响学龄期儿童的学习成绩，而这种损伤一旦发生即使通过后期补铁也不能完全逆转，因此血常规中的血红蛋白检测对于贫血的早期发现具有重要意义。

15. 微量元素检查有意义吗

微量元素是指占体重 0.01% 以下的元素，在人体内含量虽然极微小，但具有强大的生物学作用。缺乏、过量或比例失调，都会引起人体一系列的生理和病理反应，影响人体的正常生长发育，严重时会引起疾病发生。

目前国内微量元素检测常用的方式为血检（采指血、抽静脉血），就是在血液中检测出微量元素的含量，以辅助诊断疾病。微量元素的检测不能完全反映儿童的营养状况，也不能作为微量元素是否缺乏的唯一证据，目前尚无更有效的方法和指标来评价儿童体内微量元素水平。国家卫生健康委要求各级医疗卫生机构要按照诊疗规范、临床诊疗指南、临床技术操作规范和行业标准等要求，严格规范儿童微量元素检测工作。非诊断治疗需要不得针对儿童开展微量元素检测，不得将微量元素检测作为体检普查项目。

16. 维生素 D 检测的意义是什么

维生素 D 是一种脂溶性维生素，主要是促进体内钙的吸收和转运，促进肾小管对钙磷的重吸收，减少通过尿液流失的量，还能促进成骨细胞的增殖和破骨细胞的分化，有助于新骨的钙化和促进钙的游离，使钙能够到达骨骼、牙齿这种需要钙的地方。可见维生素 D 在钙代谢平衡及骨骼形成中的重要性。维生素 D 在天然食物中含量低，母乳中维生素 D 含量也极低，但可以通过晒太阳得以补充。我国婴幼儿及青少年维生素 D 缺乏状况十分严峻，有研究发现北京地区健康儿童维生素 D 缺乏和不足分别占 30.2%、44.8%，3 岁以上儿童缺乏现象更加普遍，高达 75%。因此当医生评估需要对维生素 D 进行检测时，可以检查该项目。

17. 维生素 A 检测的意义是什么

维生素 A 是一种脂溶性维生素，对儿童的生长发育和健康至关重要。维生素 A 作为"抗感染维生素"可以增强机体的免疫功能，增强对多种传染病的防御能力，同时参与上皮和黏膜组织的形成。维生素 A 缺乏会导致视觉发育异常，体格发育落后，易患感染性疾病、贫血等，影响儿童正常的生长发育。

维生素 A 缺乏是影响很多国家的公共卫生问题，根据以往数据，我国属于一定程度亚临床维生素 A 缺乏国家。受日常饮食习惯、孕期及哺乳期膳食、辅食添加状况、疾病等多种因素影响，按照最新版儿科学对维生素 A 缺乏的定义，我国 0～6 岁的儿童中有半数以上存在维生素 A 缺乏的情况，仍需要引起广泛的关注。通过维生素 A 检测或通过膳食营养评估，可以有效地评价儿童维生素 A 营养状况，同时指导儿童合理膳食，必要时适当补充，使维生素 A 维持在适宜水平，以保证儿童正常的生长发育。

18. 骨密度测量有意义吗

骨密度（全称骨骼矿物质密度）是指骨中矿物质的密度，是骨骼强度的一个重要指标。骨密度测定具有快速、准确、放射性低以及高度可重复等优点，常用于评估人体骨矿物质含量并且反映人体钙营养状况。骨骼的主要成分是钙和蛋白质，而钙营养状况是保障骨骼生长的重要影响因素，充足的钙营养能够促进骨骼生长和身高增长。儿童及青少年时期正常的骨骼发育对一生骨骼的健康状况起着决定性作用，儿童期骨密度不良将严重影响长高，并增加将来骨质疏松和颈腰椎增生的风险。处于生长发育期的儿童，可以定期检测骨密度，协助判断骨骼健康状况及是否需要补充钙剂。

第 3 章

关于儿童生长发育家长普遍存在的误区

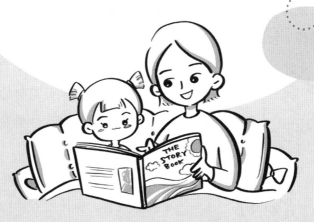

1. 营养越多越有利于孩子生长发育吗

营养素是指食物中可给人体提供能量、构成机体和组织修复以及具有生理调节功能的化学成分。人体所必需的营养素有蛋白质、糖类、脂肪、矿物质和微量元素、维生素、膳食纤维以及水，共七大类。体内的营养素以"动态平衡"的方式存在，摄入量和消耗量成对应关系。过度摄入高脂肪、高糖、高热量的食物会加重肠、胃、肝、肾负担，引起消化不良和营养障碍。有家长认为蛋白质对孩子生长发育很重要，殊不知过多摄入蛋白质也会增加肝、肾及消化道的负担，而且会增加额外的热量消耗。可见，营养素摄入过多，会加重生理负担，造成人体代谢功能的异常、营养结构失衡等，从而影响生长发育；同时还会导致各种疾病的发病率升高，最常见的有肥胖、高脂血症、糖尿病等；此外，由于能量蓄积，转变成多余的脂肪，脂肪细胞瘦素分泌增加，而瘦素是人体性发育启动的调节剂，能促进促性腺激素分泌释放，引发内分泌紊乱，导致性早熟，使得生长发育过早停止。

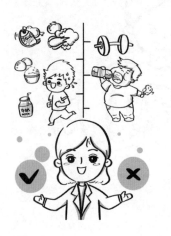

因此，营养并非越多越有利于生长发育，保证营养均衡更加重要，做到三餐合理、食物多样化、饥饱适当、油脂适量、粗细

搭配、限制食盐、少吃甜食，以促进孩子健康成长。

2. 父母高，就不用担心孩子的身高了吗

遗传学家研究表明，身高由多基因决定，70%与遗传有关。父母对孩子身高的影响取决于精子和卵子贡献有效基因的多少，两者随机组合，当个体拥有的有效基因（也就是"高"基因）越多时身材越高，这是基因的一种数量优势；反之则身材越矮。此外，身高还有 30%取决于后天其他因素，在身高增长过程中，疾病、营养、生长激素、性激素、甲状腺激素、运动、睡眠、情绪等诸多因素都会有影响，现实中不乏高父母矮孩子的例子。因此，父母高，孩子不一定高！

3. 孩子现在矮，可能是晚长吗

晚长是正常生长的一种类型，它是指青春期突增和性成熟时间出现晚于同龄人，通常都有家族史，如母亲月经初潮在 15 ~ 16 岁以后，父亲在高中或大学后才猛长。但父母晚长，孩子并不一定晚长，要进行科学的评价。对于生长发育水平明显低于同龄人的儿童，首先要调整生活方式，保证均衡的营养、适量的运动、充足的睡眠和良好的情绪，如果调整3 个月到半年左右仍没有出现追赶性生长的趋势，就要到医院进行相关检查，只有排除了疾病导致的矮小，且骨龄明显落后，方可考虑是孩子晚长，但后续仍需要定期监测。晚长

的孩子如果外观及智力正常，身材矮小伴随骨龄落后，每年生长速度稍慢或刚刚达到正常低水平，一般无需特殊治疗，最终的身高基本会在正常范围。若骨龄不落后于年龄就不是晚长，需要及时采取针对性措施，纠正身高落后。因此，莫把矮小都当做晚长，盲目等待，错失身高干预的最佳时机。

4. 市面上的增高产品真能促进儿童长高吗

目前市场上的增高产品主要是以下几类：①以微量元素、维生素、氨基酸为主的营养补充剂，相关营养素缺乏的儿童使用后可以在一定程度上改善营养状态，让骨骼更加健康。②含人参、蜂王浆、花粉、蛋白粉等成分的保健品，使用不当可导致肾上腺素类物质增多，甲状腺功能发生改变，下丘脑 - 垂体 - 性腺轴变化启动，导致性早熟。③违规添加激素类的增高剂，此类产品违规添加了甲状腺素、性激素等，吃了可以使身高短时增加，但会造成孩子提前发育，骨骺提前闭合，最终导致性早熟或身高不足。

目前国家食品药品监督管理局等相关部门从未审批过有增高功能的药品，市面上的增高产品大多存在虚假宣传。家长发现孩子矮小时，不要随意选择增高产品，应该先到专科医院咨询、诊断、明确病因，必要时在医生指导下用药。

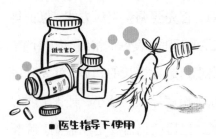

维生素D

● 医生指导下使用

5. 身材矮小都要使用生长激素治疗吗

身材矮小是指在相似生活环境下，同种族、同性别和年龄的个体身高低于正常人群平均身高 2 个标准差（−2SD）者，或低于第 3 百分位数（−1.88SD）者，其中部分属正常生理变异。身材矮小儿童的治疗措施取决于其病因，精神心理性、肾小管酸中毒等患儿在相关病因被消除后，其身高增长率即见增高，日常营养和睡眠的保障与正常的生长发育关系密切。

1985 年，重组人生长激素（recombinant human growth hormone，rhGH）问世，但有严格的适应证，目前可用 rhGH 治疗的身材矮小的疾病包括：生长激素缺乏性侏儒症、慢性肾衰竭、特纳综合征（Turner syndrome）、普拉德 - 威利综合征（Prader-Willi syndrome）、小于胎龄儿、特发性身材矮小症、短肠综合征、SHOX 基因缺失、努南综合征（Noonan syndrome）等。但是对曾有肿瘤、有家族肿瘤发生遗传倾向及畸形综合征，长期超生理剂量时需要谨慎使用。

因此，身材矮小的儿童首先应该积极寻找病因，去除病因，改善饮食、睡眠、运动等环境因素，不能随意使用生长激素。

第 4 章

疾病与身高

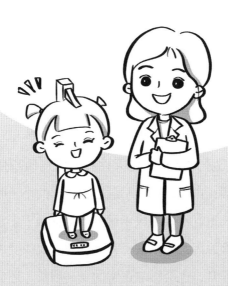

1. 哪些疾病会影响孩子的身高

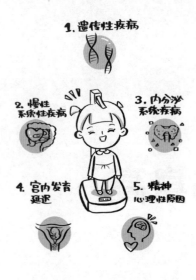

很多疾病会影响到孩子的身高，常见的有以下几大类：①遗传性疾病：染色体异常（如唐氏综合征、特纳综合征等）、染色体微缺失（如普拉德－威利综合征）等会影响身高；另外一些先天性遗传代谢病（如黏多糖贮积症、糖原贮积症等）、常染色体显性遗传病（如成骨发育不全、努南综合征等）、X连锁显性遗传病（如家族性低磷酸血症佝偻病）和已知与生长有关的SHOX基因突变等也会导致身材矮小。②慢性系统性疾病：如慢性腹泻、先天性心脏病、长期营养不良、微量元素和/或矿物质缺乏等。③内分泌系统疾病：如先天性甲状腺功能减退症、生长激素缺乏症、先天性肾上腺皮质增生症等。④宫内发育迟缓：由于母体或胎盘原因造成的小于胎龄儿，如果2岁内身长追赶不好，成年后身高多会低于正常平均身高。⑤精神心理原因：如果孩子有严重被忽视或受虐待等造成的精神心理异常，也会影响正常的身高增长。还有些身材矮小目前尚无明确病因。

2. 如何识别孩子是否患有营养不良？如何预防

儿童营养不良一般指蛋白质 - 热能营养不良性疾病，是由于各种原因导致短期或长期热量和蛋白质摄入无法满足生长发育需求，从而使身高和体重的增长受到影响。通常我们会用 WHO 推荐的 0 ~ 6 岁体格发育评价标准来评价儿童的身高、体重。家长如果发现孩子的身高和 / 或体重偏离正常，一定要到生长发育门诊及时就诊。医生会进一步根据孩子的年龄和性别，对体重和身高等指标进行测量及评价，以判断孩子是否患有急、慢性营养不良。

儿童患营养不良性疾病会导致其免疫力下降，从而更易患呼吸道或消化道感染性疾病。食物摄入不足或不均衡容易患营养性缺铁性贫血、锌缺乏症等。儿童慢性营养不良可造成生长迟缓，如果不及时查明原因并尽早改善儿童的营养状况，将会直接影响成年以后的终身高。

那么如何预防儿童营养不良的发生呢？首先是出生后尽可能坚持 6 个月纯母乳喂养，适时进行食物转换，及时纠正儿童偏食、挑食等饮食行为问题，从小培养儿童均衡膳食、适当运动、合理作息等良好饮食习惯和健康生活方式。定期到社区卫生服务中心进行儿童体检，监测儿童体格发育情况。对反复呼吸道感染、腹泻、消化道畸形、内分泌疾病、遗传代谢病及影响生长发育的其他慢性疾病，应及时治疗。对于早产儿、低出生体重儿或小于胎龄儿尤其需要高度重视，预防营养不良的发生。

3. 为什么儿童容易患营养性缺铁性贫血？对孩子有什么影响

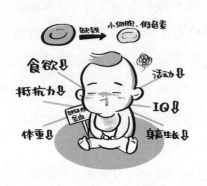

营养性缺铁性贫血是小儿贫血中最常见的一种类型，临床主要特点为小细胞低色素性贫血。任何年龄均可发病，以6个月至2岁最多见。婴儿辅食中铁供应不足是导致小儿缺铁性贫血的主要原因，儿童偏食也常致缺铁。另外，婴儿、青春期儿童以及早产儿、多胎等对铁的需要量相对增多，也易发生缺铁。肠息肉、钩虫病引起的慢性小量肠出血会致铁丢失过多。慢性腹泻、反复感染可减少铁的吸收，增加铁消耗，影响铁利用，这些都会造成贫血。

铁是人体必需的微量元素之一，参与血红蛋白、细胞色素及各种酶的合成。铁在血液中参与氧的运输，对维持人体正常的免疫功能、保持良好的记忆和思维活动也起重要作用。儿童缺铁会导致缺铁性贫血、食欲减退、不爱活动、抵抗力下降、体重减轻、生长速率变慢、反应迟钝、大脑认知能力变差等。

4. X 形腿和 O 形腿是怎么回事

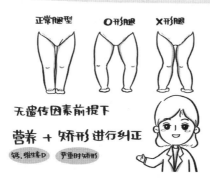

O 形腿医学上称为膝内翻，X 形腿医学上称为膝外翻。O 形腿和 X 形腿可能是营养不良或其他某些疾病的体征，必要时应明确原因。如果儿童父母有 O 形腿或 X 形腿，需确认父母是否患有先天代谢异常性疾病或遗传性骨发育异常，如软骨发育不全、干骺端软骨发育异常、干骺续连症、多发性内生性软骨瘤等，因为这类疾病会遗传给下一代。

如果父母无下肢畸形，且无遗传病史，又该如何预防宝宝出现 O 形腿或 X 形腿呢？建议在宝宝出生后数天，每日补充维生素 D 400IU，并尽可能坚持纯母乳喂养 6 个月。宝宝 6 个月后可以开始添加辅食，辅食中应及时添加鱼、肉、蛋等含钙、磷较多的食物。母乳喂养的妈妈自身应及时补充维生素 D 及适当补钙，因为母乳中的钙更有助于宝宝吸收。母乳喂养最好能持续到儿童 2 岁。儿童断母乳后，应养成每天喝奶的好习惯，因为牛奶是非常好的钙源。如果儿童出现夜惊、盗汗等表现，可以到医院做相应检查，看是否缺钙或缺乏维生素 D，如果缺乏就要及时予以补充。

需要注意的是，从出生后到两岁之内，有些宝宝会有一个生理性 O 形腿（生理性膝内翻）的状态，这种情况一般不需要做特殊处理。如果超过这个年龄还持续存在 O 形腿，就应该做相关检查了。程度较轻的非遗传性 O 形腿或 X 形腿，在调整饮食结构、补充适量的营养素、进行运动纠正后，一般会随着生长发育而自愈，不用特殊治疗。而较为严重的则需要借助矫正器甚至手术予以矫正。

对于因维生素 D 缺乏而导致佝偻病的孩子，必须及时接受正规、系统的治疗，除了补充维生素 D 和保证皮肤接受足够的日光照射，还应注意不要让孩子过早站立和行走，防止下肢骨骼因为过早负重而变形，以免给孩子带来终身遗憾。

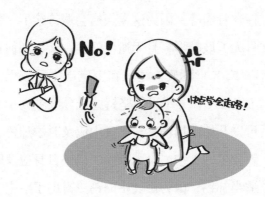

5. 哪些呼吸系统的疾病会影响孩子的生长发育

儿童口腔短小、黏膜纤弱并且血管丰富，故易感染，加之扁桃体发育不全，呼吸道的非特异性及特异性免疫功能较成人差，所以儿童更容易患呼吸系统疾病，且易迁延不愈。任何急、慢性呼吸系统疾病都会对儿童生长发育产生直接的影响，而其影响程度取决于病变的部位、病程的长短和疾病的严重程度。急性疾病的影响基本是暂时的，但反复的呼吸道感染、治疗不当的慢性迁延性咳嗽易导致儿童上呼吸道堵塞、呼吸不畅、慢性鼻炎和腺样体肥大等，从而影响儿童睡眠，甚至影响儿童的生活质量和情绪。所有的呼吸系统疾病如果长期存在，都会影响儿童的生长发育。

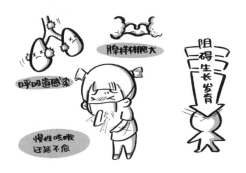

6. 什么是腺样体肥大？需要治疗吗

腺样体肥大是指咽扁桃体的病理性增生肥大，常因鼻咽部及其邻近器官的感染和反复炎症刺激导致，临床表现为夜间打鼾和张口呼吸。长期的张口呼吸会影响面骨发育，导致上颌骨狭长、硬腭高拱变窄、牙齿外突、牙列不整、咬合不良和面部表情呆板等，家长会发现孩子越长越丑。同时，由于咽扁桃体肥大及鼻咽部炎性分泌物积聚，咽鼓管咽口受阻，可并发非化脓性或化脓性中耳炎，导致听力减退。

如果发现孩子患有腺样体肥大，需要及时到耳鼻咽喉科就诊治疗。日常生活中需要注意加强营养，预防感冒，提高机体免疫力，遵医嘱局部用药以减轻鼻塞症状；对于鼻咽阻塞症状严重、经一般治疗效果不佳者，应尽早行腺样体切除术。

7. 为什么儿童容易得消化系统疾病

儿童的消化系统有以下一些特点：胃容量小，胃液分泌量比成人少，胃液中胃酸和胃蛋白酶的含量较成人低；肠黏膜上皮细胞所分泌的免疫球蛋白A（IgA）低，易患细菌性或病毒性肠炎；肠壁薄，黏膜脆弱，肠液中的各种酶含量较成人低，对完成消化吸收功能不利；肠系膜长而薄弱，活动度较大，导致发生肠套叠、肠扭转的概率比成人高；神经系统功能发育不完善，肠道运动及分泌消化液的功能易受内、外因素的影响，在其他系统出现问题时（如发热、感冒、肺炎等），消化功能容易被波及，从而表现出食欲不好、呕吐和腹泻。

8. 常见的影响儿童生长发育的消化系统疾病有哪些

消化系统的基本生理功能是摄取、转运、消化食物和吸收营养、排泄废物，这些功能的完成有赖于整个胃肠道协调的生理活动。食物的消化和吸收，为机体提供物质和能量。消化系统的健康对维持儿童正常的生长发育非常重要。儿童比较常见的消化系统疾病症状主要有腹痛、腹胀、腹泻、厌食、呕吐等，儿童发育过程中由于器官功能不成熟，有时还会引起胃食管反流、肠绞痛等。引起这些疾病的原因与家长的喂养方式、孩子的进食行为、食物的冷热、性状和食品安全卫生等都有一定的关系。得了消化系统疾病后如不及时治疗，可能会形成慢性胃肠功能紊乱或迁延性腹泻，进而导致食物中的营养物质长期吸收不良，从而影响儿童的生长发育。所以提醒家长务必重视孩子的消化系统问题，注意观察孩子的大便性状和次数，如果异常应及时就诊。

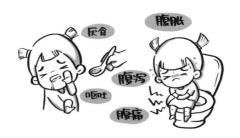

9. 如何预防消化系统疾病的发生

首先，儿童要养成良好的饮食习惯。孩子从乳类到固体食物转换过程中会形成自己的饮食习惯，挑食和偏食在儿童饮食习惯中非常普遍，严重的挑食、偏食对孩子的生长发育非常不利，可能会造成严重的营养失衡。有的孩子会暴饮暴食，一旦遇到丰盛可口的饭菜便大吃大喝；还有的孩子喜欢狼吞虎咽，食物往往没有经过有效的咀嚼就进入胃肠道。这些日常的不良饮食行为都会增加胃肠道负担，不利于食物的消化吸收，最终影响孩子们的生长发育。所以家长应注意培养孩子良好的饮食习惯，保证食物的多样化，使各种营养成分能够互补。

其次，家长为儿童提供的食物应该是安全卫生的。尤其是制作婴儿辅食，应该保证食材新鲜，制作过程中注意生熟分开，不要让食物受到病原菌的污染，以免引起腹泻。一旦腹泻，轻则影响营养物质的吸收，重则导致水、电解质紊乱，从而给儿童成长带来不良影响。

最后，控制儿童冷饮的摄入量。夏季儿童出汗较多，流经胃肠道的血液减少，此时若大量进食冷饮，会降低胃肠道的温度，影响胃肠道对营养物质的消化吸收。同时，夏季胃肠道分泌的消化液减少，过食冷饮，会进一步冲淡消化液，影响胃肠道的杀菌消化功能。加之儿童胃肠道发育尚未健全，较成人更容易发生消化不良、恶心、呕吐、腹痛和腹泻等，严重时还会引发急性胃肠炎。因此，儿童从小就应减少接触冷饮，不要形成贪吃冷饮的习惯。如果天气太热，可通过西瓜水、绿豆汤等消暑。

10. 孩子食欲不好，生长发育慢，怎么办

平衡、合理的膳食能为儿童生长发育提供良好的营养保障，为儿童成长助力。很多孩子食欲不好，生长速度缓慢，

每年的体格发育评价常处于正常值的下限，长此以往势必影响儿童的健康。建议家长注意以下几点：

①分析家庭养育中儿童是否做到了规律饮食。正常情况下，2 岁以上儿童应形成三餐三点式的喂养模式。不能一直追着孩子喂食，如果孩子嘴里总有食物，胃可能始终得不到排空，到正餐时间食欲自然不好。

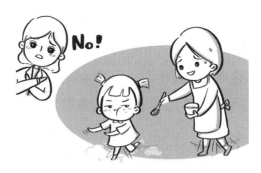

②食物的性状是否适合孩子胃肠的发育水平。孩子的餐食需要软硬适中，干稀搭配，荤素搭配，粗细搭配。

③注意儿童的运动是否充足。运动不足会严重影响食欲。儿童每日要有 2～3 小时一定强度的户外运动。

④必要时到医院检查儿童是否患有影响食欲和消化吸收的疾病，特别是营养性疾病，如缺铁性贫血、锌缺乏症等，以便及时发现，及时治疗。

11. 孩子吃奶经常呕吐，你考虑过是先天性消化道畸形吗

6 个月内小婴儿由于胃容量小、水平胃、食管松弛、幽

门括约肌紧张等原因会引起呕吐，但通常不影响孩子的正常生长发育。如果吃奶经常呕吐，特别是伴有体重、身长异常，则需要排除先天性的消化道畸形。

先天性消化道畸形属于出生缺陷，其临床表现因病而异。常见的先天性消化道畸形包括：①先天性肥厚性幽门狭窄：多于生后 2～3 周出现呕吐，呕吐多呈喷射性，呕吐严重时可见到上腹部饱满和明显的胃肠蠕动波，空腹时在上腹部可摸到枣核或橄榄核大小的肿块，可以通过胃肠造影诊断。②环状胰腺：严重者生后 1～2 天即可出现呕吐，呕吐物含胆汁，呈黄绿色，多数孩子伴有黄疸，上腹部饱胀，呕吐后缓解。③消化道重复畸形：可诱发肠梗阻，可反复出现呕吐，呕吐物为乳汁或乳凝块，含黄绿色胆汁或粪质，并有不同程度的腹胀，有时伴血便。④先天性巨结肠：主要表现为便秘，伴有腹胀、呕吐，灌肠后好转，常伴有体重不增、营养不良。

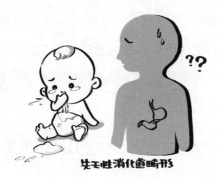

先天性消化道畸形

12. 什么是过敏性疾病

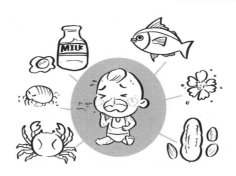

　　过敏性疾病是指因人体接触致敏物质而引起过敏反应或变态反应的疾病，是人体免疫系统对外来物质过度敏感的表现。儿童患过敏性疾病要有两个条件，一是儿童本身属于过敏体质，二是接触了过敏原。主要分为速发型过敏反应和迟发型过敏反应两种类型。速发型过敏反应是由肥大细胞介导的，在孩子接触到过敏原之后的数分钟内就会发生。吸入或者食入过敏原通常会引起速发型过敏反应。迟发型过敏反应是由 T 细胞介导的，在孩子接触到过敏原之后的数小时甚至数天之后才会发生。皮肤接触过敏原之后通常会引起迟发型过敏反应。

　　我国儿童常见的过敏原包括环境中的尘螨、灰尘、动物皮屑、花粉等，食物中的牛奶、鸡蛋、海鲜、坚果等。过敏体质往往具有明显的遗传倾向。研究表明，如果父母一方患有过敏症，孩子患过敏症的可能性为 30%；如果父母双方均患过敏症，孩子患过敏症的可能性为 70%。报道显示，一些过敏性疾病的发病呈上升趋势：国内 1 ~ 7 岁儿童特应性皮炎患病率由 2002 年的 3.07% 升高到 2015 的 12.94%；2010 年我国 14 岁以下城市儿童平均累积哮喘患病率已达到 3.02%，2 年现患率为 2.38%，较 10 年、20 年前分别上升了 43.4%，147.9%。

13. 常见的过敏症状有哪些？如何识别

儿童患过敏性疾病比较常见的症状主要有皮肤过敏、呼吸道过敏、消化道过敏以及其他特定表现。皮肤过敏症状表现为接触过敏原后半小时至数小时后出现皮肤潮红、瘙痒、荨麻疹和 / 或血管神经性水肿，还可以表现为反复发作的皮肤湿疹，导致瘙痒难忍，小儿常表现出焦躁不安；呼吸道过敏症状表现为接触过敏原后呼吸道黏膜水肿、分泌物增加，出现鼻塞、喷嚏、水样鼻涕、呼吸道水肿、喘鸣等过敏性鼻炎、过敏性哮喘的表现；消化道过敏表现为食用致敏食物后出现呕吐、腹泻等消化道症状；其他比较常见的还有过敏性结膜炎、过敏性口炎。严重的过敏可以表现为休克。

14. 孩子出现哪些情况，家长需要警惕是过敏表现

儿童的父母和家族中没有人确诊患过敏性疾病时，家长容易忽视一些轻的、非特异性的过敏表现。如果儿童长期与过敏原接触，就会长期处于过敏状态，不同年龄阶段过敏的

表现也不同。儿童出现如下症
状时家长需要警惕：

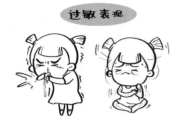

2 岁以下的儿童以湿疹、
腹泻等过敏性皮肤病，过敏性
消化道疾病为主要表现。皮疹
有多样性对称性分布，可有多种形态，如荨麻疹样、湿疹
样，剧烈瘙痒反复发作，易演变成慢性特征；腹泻时大便可
呈稀便，也可为暴发性水样泻，常带黏液和血。3 岁以上的
儿童以过敏性鼻炎和过敏性结膜炎最为常见。儿童经常用手
揉眼睛、揉鼻子，咬嘴唇，打喷嚏，眼圈变黑，眼睑肿胀，
嘴唇干，都应引起家长注意，不要因忽视而延误治疗。

15. 过敏性疾病对儿童健康有哪些不良的影响

儿童长期生活在充满过敏原的环境中，会使机体一直处
于过敏状态，表现出来的症状是多样化的。当出现皮肤黏膜
瘙痒、渗出、肿胀的情况时，儿童易坐卧不宁，反复抓挠皮
肤、眼、口唇等部位，这会导致注意力不集中，长此以往影
响孩子的学习成绩；如果孩子夜间出现鼻塞、皮肤黏膜瘙痒
等感觉，会影响其睡眠质量，从而影响孩子的体格生长；有
些儿童甚至会出现易发脾气，自控力差等情绪问题。

所以，过敏性疾病导致的儿童寝食难安、情绪不良等问
题将最终影响其生活和学习。若延误治疗，还可能会并发哮
喘、鼻息肉、鼻窦炎、中耳炎等疾病。

16. 蛋白质过敏是不是终生不能吃蛋白质类食物

蛋白质过敏指的是人体免疫系统对进入体内的蛋白质产生了排斥现象，引发不正常的免疫反应，出现皮肤红肿、经常性腹泻、消化不良、头痛、咽喉疼痛、哮喘等过敏症状。蛋白质过敏多发生于婴儿中，这是由于婴儿的肠道系统和免疫系统都没有发育成熟，身体容易出现蛋白质过敏现象。

牛奶和鸡蛋蛋清是常见的引起过敏的食物。如果明确为牛奶蛋白质过敏，人工喂养的婴幼儿可根据过敏程度在医生指导下选用氨基酸配方粉、或者深度水解奶粉。儿童满 1 岁后，肠道系统和免疫系统逐渐发育成熟，在医生指导下，可以从致敏性低的烘烤后的牛奶蛋白质开始，少量食用，逐渐加量，增加的数量以不引起过敏症状的出现为宜，如此经过数周或数月，再次进行评估，是否可以继续应用。

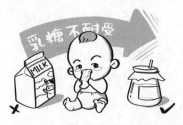

因此，对某种蛋白质过敏并不意味着终身不能吃同样的食品，可在医生指导下逐步接纳。

17. 怎样才能准确诊断孩子对哪些物质过敏

怀疑儿童患了过敏性疾病，就要及时到医院就诊。医生会详细询问病史：儿童发病的时间、地点、季节、周期性、诱发因素、生活及居住环境、饮食习惯、家族遗传史、既往有无过敏史、用药情况等。如果医生初步判断是过敏性疾病，之后会安排做一些实验室检查，主要是针对可疑的过敏原做相应的检查，即特异性变应原诊断，以此确定患者对哪些物质过敏。

18. 如何预防过敏性疾病的发生

过敏性疾病的预防策略：提倡 6 月龄内的婴儿坚持纯母乳喂养，宜用温水和非碱性的沐浴剂来清洁宝宝的身体，沐浴剂需要冲净，涂抹非油性润肤霜，选用柔软的纯棉衣物。6 月龄以上的婴幼儿，添加辅食时要遵循从一种到多种、从少量到多量、从稀到稠的原则，每种辅食皆从少量开始添加，首先添加含铁的米粉、果泥，此后添加肉类并密切观察婴幼儿是否有过敏表现，如出现皮疹和腹泻，要延缓添加该类辅食的时间。明确儿童的过敏原后，预防的关键在于尽量避免与过敏原接触，最常见的过敏原如环境中的花粉、动物皮毛、霉菌、蒿草，以及食物中的鸡蛋、花生、牛奶等。如果过敏反应严重，应及时到医院进行相应治疗，如抗过敏治疗、脱敏治疗等。

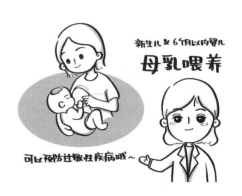

新生儿 & 6个月以内婴儿
母乳喂养

可以预防过敏性疾病哦～

19. 甲状腺疾病在儿童常见吗？会影响孩子的生长发育吗？如何预防

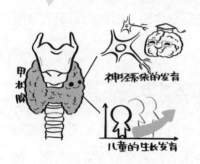

甲状腺疾病是儿科内分泌系统的常见病，包括先天性甲状腺功能减退症、获得性甲状腺功能减退症、感染性和自身免疫性甲状腺炎、甲状腺功能亢进症、甲状腺结节、甲状腺瘤和甲状腺癌等。文献报道，我国先天性甲状腺功能减退症的发病率约为 1/2 050，是常见的内分泌疾病之一。

甲状腺激素在儿童的生长发育中发挥着重要的生理作用。神经系统结构、功能的发育成熟，骨骼的生长等，都离不开甲状腺激素。如果甲状腺激素缺乏，会影响儿童的智力发育，同时导致身材矮小。

目前我国已经普遍开展新生儿先天性甲状腺功能减退症的筛查，可早期发现这种疾病，并得以预防残疾的发生。如果孩子的身高增长速率低于正常，也需要及早进行甲状腺功能检测。

20. 什么是生长激素缺乏性侏儒症和特发性矮小

人体的生长激素是由腺垂体生长激素细胞分泌的，它的合成与分泌受到下丘脑生长激素释放激素和生长激素释放抑制激素的双重控制。如果下丘脑或垂体出现了问题，比如外伤、缺氧、炎症、肿瘤或先天发育异常等，都可能会导致腺垂体分泌的生长激素不足；还有一部分患儿的下丘脑、垂体无明显病灶发现，但生长激素也分泌不足，此类原因暂不明确，可能与下丘脑功能异常或调节分泌的相关基因异常有关。由于腺垂体分泌生长激素减少导致的身材矮小，医学上称为生长激素缺乏性侏儒症。

生长激素缺乏性侏儒症的孩子在出生时的身高和体重都正常，多数在 1 岁以后开始呈现生长速度减慢，每年的生长速度不足 5cm，并最终出现严重的身材矮小（低于同年龄同性别身高 / 身长均值的第 3 百分位）。这类孩子面容幼稚，外观看上去明显小于实际年龄，骨龄落后，但智力发育正常。

引起身材矮小的病因很多，有些查不到确切的病因，医学上把它归为特发性矮小。目前最广泛采用的定义是：身高低于同种族、同性别、同年龄儿童正常参考值的 2 个标准差或第 3 百分位，且排除慢性系统性疾病、内分泌性疾病、营养性疾病、骨骼疾病或染色体异常等病因。

特发性矮小的

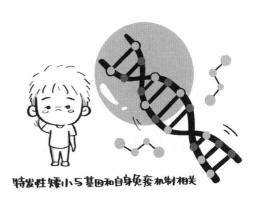

特发性矮小与基因和自身免疫机制相关

患儿一般出生时的体重和身长均在正常范围，但生长速度缓慢，且生长激素激发试验的峰值 > 10μg/L。根据生长指标，特发性矮小可分为家族性矮小和非家族性矮小。家族性矮小是因遗传基因引起的矮小，其生长速度正常，生长曲线和正常儿童平行，始终处于低限，但在家族的靶身高范围内；非家族性矮小是指身高矮于正常人群和家族的靶身高范围。

21. 什么是先天性肾上腺皮质增生症？它会影响儿童的生长发育吗

先天性肾上腺皮质增生症是由于类固醇激素合成代谢中某种酶缺乏而导致皮质醇合成障碍为主要特征的常染色体隐性遗传性疾病，文献报道其发病率约为 1/20 000 ~ 1/10 000 活产婴儿。其中90% ~ 95%是由于21-羟化酶缺乏造成的。

21-羟化酶缺乏所引起的高雄激素血症，会加速骨骺闭合，从而导致成人身材矮小。先天性肾上腺皮质增生症还会出现皮肤色素沉着、阴毛早发育、多毛、痤疮、男孩阴茎肥大、青春期或成年女性月经紊乱等症状。因此，在排查身材矮小病因时，若发现以上相关表现，需进一步明确有无肾上腺皮质增生症。

22. 什么情况下要警惕孩子患有遗传性疾病

很多遗传性疾病和儿童的生长有关，如果出现以下情况，需要高度警惕是否患有遗传性疾病：家族中多人患有同一种疾病，有特殊面容，如高腭弓、颈蹼、眉距宽、鼻梁塌、身材比例异常，或 / 和伴有智力发育迟缓；有应激情况，如打预防针、饥饿、疾病状况下易出现低血糖；有代谢异常、多系统器官功能损害，身上有特殊气味，肝大，肝肾功能异常，有不明原因的抽搐、昏迷等。

23. 孩子的身高异常，有必要做遗传学相关检查吗

很多遗传性疾病会影响孩子的身高。有些孩子的身材矮小是由于特定的单基因或基因组致病，就诊时医生会根据孩子的病史、临床表现进行必要的遗传学相关检查，这对明确病因、指导下一步干预措施是非常有意义的。

常见的与矮小相关的遗传学相关检查包括：①生化代谢物检测：肝肾功能、心肌酶谱、血糖、血氨、血气分析、氨基酸、肉碱等。②酶活性检测：溶酶体、线粒体等相关酶活性测定。③基因检测：与某种疾病相关的单个基因检测，与某类疾病相关的多个基因包检测，全外显子基因检测和全基因组检测。④细胞遗传检测：包括染色体核型分析、荧光原位杂交和染色体芯片。⑤细胞形态学检查：肝、骨髓和肌肉等组织活检

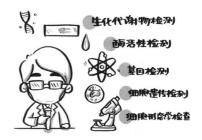

并进行细胞形态学检测，可对部分遗传病的诊断提供有价值的信息。

24. 特纳综合征会有哪些特征

特纳（Turner）综合征又称性腺发育障碍症，是一种较常见的性染色体异常疾病，核型表现为 45，X。发病率为 1/2 500 ~ 1/2 000，99% 胚胎在早孕期自然流产，能出生的患者大部分不伴有严重畸形。

特纳综合征会累及多个系统功能异常，其特殊表现包括后发际低、颈蹼、指甲凸、下颌骨小、腭弓高、多色素痣、胸平而宽、乳头间距增宽、肘外翻和第四掌骨短小、手或脚的水肿、身材矮小等。大部分女性患者表现为月经异常。

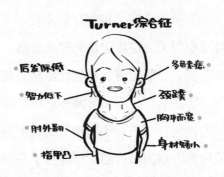

25. 什么是努南综合征

努南综合征又称假特纳综合征，是一类常染色体显性遗传病，患病率 1/2 500 ~ 1/1 000，典型临床表现为特殊面容、身材矮小、80% 以上合并先天性心脏病（肺动脉瓣狭窄最常见）、骨骼异常（鸡胸、漏斗胸）、11% 合并肾畸形（肾盂扩张最常见）及不同程度的发育迟缓。约 50% ~ 70% 患者身材矮小，出生时身长、体重正常，婴儿期出现明显生长落后，平均身高沿着第 3 百分位数（P3rd）水平生长，青春期延迟生长至 20 余岁，骨龄落后。特殊面容包括前额饱满、后发际低、上睑下垂、眼距宽、内眦赘皮、双眼外角下斜、鼻短、鼻梁低、鼻尖饱满、唇厚、鼻唇沟深而宽直达上唇、双耳位低并后旋、耳郭厚。随着年龄增长，面部特征逐渐减轻。目前发现 *PTPN11*、*KRAS*、*SOS1*、*NRAS*、*RAF1*、*BRAF*、*SHOC2*、*CBLe* 和 *MEK1/MEK2* 等基因突变与努南综合征发病有关。

26. 什么是 CHARGE 综合征

　　CHARGE 综合征是一种罕见的、散发的常染色体显性遗传病，主要由 8 号染色体上的 CHD7 基因缺陷所致，发病率为 1/17 000 ~ 1/15 000。主要涉及多种器官和组织发育及功能异常，是导致先天性失明及耳聋的主要病因。其名称就是由主要临床表现的首字母组成的，包括眼部缺损（C—coloboma）、先天性心脏病（H—heart disease）、后鼻孔闭锁（A—atresia choanae）、生长发育迟滞和 / 或中枢神经系统异常（R—retarded growth and retarded development and/or central nervous system anomalies）、生殖器发育不全（G—genital hypoplasia）及耳部畸形或耳聋（E—ear anomalies and/or deafness）。

27. 什么是软骨发育不全

　　软骨发育不全是常见的一种先天性短肢型侏儒症，是常染色体显性遗传病。发病率低，约为 1/77 000 ~ 1/15 000，没有种族差异，智力不受累。该病由位于 4 号染色体上的成纤维细胞生长因子受体 3 基因（FGFR3）的杂合突变（一般为 c.1138G > A 或 G > C，p.Gly380Arg）导致。临床诊断主要以特征性的骨骼系统体征和影像学检查确定，包括身材矮小（四肢粗短，以长骨如股骨、肱骨缩短为主）、头颅大且前额突出、四肢近端短缩并伴四肢皮肤多余皱褶、肘部关节伸展受限、三叉戟手（中指与环指不能并拢）、下肢弯曲呈弓形、胸腰椎凸起异常、面中部发育不良、尾椎弓根间距离狭窄、坐骨小切迹狭窄、干骺端呈波浪状。

28. 如果孩子的生长速度过快，需要注意什么

　　如果孩子的生长速度明显比同龄儿快，身高超过同年龄、同性别、同种族儿童平均身高第 97 百分位，需要排除疾病的影响。很多疾病会表现为异常的身高增长，如内分泌疾病：垂体性巨人症、性腺功能减退性巨人症等；非内分泌因素：马方综合征、染色体异常（如 XYY 和 XXY 综合征）、Beckwith 综合征等；也有单纯遗传性巨人症，除了身材高大之外无任何其他器质性病变。因此，如果孩子的身高

远高于平均身高或家族遗传靶身高，也应到医院做必要的排查。

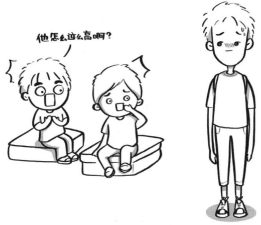

29. 哪些先天性畸形会影响身高的增长

先天性畸形是指胎儿在形成过程中，由于某些因素引起的形态结构异常，多为肉眼所见。也可以由某些酶缺陷导致细胞或分子水平的异常。常见的先天性畸形包括神经系统畸形（脊柱裂、脑积水）、消化系统畸形（先天性肠闭锁或狭窄、肥厚性幽门狭窄、先天性巨结肠）、五官畸形（腭裂）、骨骼系统畸形（脊柱侧凸、成骨不全）等。由于先天性畸形可能影响进食、营养摄入、吸收等，最终直接或间接导致身材矮小。若能及时矫治先天畸形，身高也有望得到改善。

30. 哪些情况下可以应用生长激素

很多身材矮小患儿应用了生长激素后身高得到了明显改

善，是否个子矮都可以应用生长激素呢？由于生长激素是治疗药物，是药物就有适用范围，目前专家建议在儿科临床应用的范围包括生长激素缺乏症、特发性矮身材、小于胎龄儿、特纳综合征、普拉德-威利综合征、努南综合征等。生长激素应用的禁忌证包括活动性肿瘤、未控制的糖尿病、活动性精神病、未控制的严重阻塞性睡眠呼吸暂停等。如果骨骺完全闭合，也不能应用生长激素来促进身高增长。

因此，孩子是否可以应用生长激素治疗身材矮小，应到医院就诊并由医生评估后决定，不可以私自滥用。

第 5 章

睡眠与体格发育

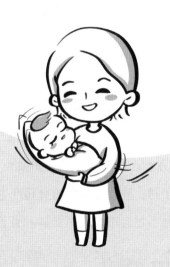

1. 睡眠的重要性

人的一生大约有三分之一的时间处于睡眠状态，在睡眠中，身体的主动活动减少，对外界刺激的反应减弱，身体进入到一种休息和修复的状态。对于发育期的儿童，睡眠更为重要。婴幼儿的大脑在睡眠过程中，神经纤维和脑部的蛋白

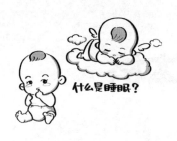

质都在不断地再生和修复，体内的生长激素也在大量分泌。孩子如果没有良好、充足的睡眠，其大脑和体格发育都会受到影响，留下终身的遗憾。

2. 睡眠对儿童体格发育有哪些影响

睡眠对儿童成长主要有三方面的影响：体格发育、心理发育、智力发育。人的体格发育特别是身高的增长离不开生长激素，生长激素在处于深度睡眠的时候分泌的多，约是清醒时分泌量的三倍；如果睡眠不好，生长激素分泌不足，就会影响儿童的体格发育。有研究证明，如果儿童的睡眠受到严重干扰，超过三个月，就会对儿童的身高产生影响。另外，也有研究表明，睡眠不足会增加儿童肥胖和营养不良的风险。

3. 婴儿睡眠有什么特点

婴儿睡眠有以下两个特点：

第一，在睡眠时长上，年龄越小，需要的睡眠时间越长。2017 年原国家卫生和计划生育委员会发布的《0～5 岁儿童睡眠卫生指南》，里面对儿童睡眠时间给了一个推荐的时间表，从这张表里，我们可以清晰地看到月龄和每天需要的睡眠时间的关系。第二，在睡眠的节律性上，对于小婴儿而言，睡眠节律性比较差，到 3～4 月龄时，婴儿开始表现出明显的昼夜节律，白天一般睡 2～3 个小觉，夜间醒来 1～2 次，6 个月以后，多数婴儿可以睡整宿觉，夜间不再需要哺乳，白天睡大约 2 个小觉。

婴儿常见的睡眠问题是入睡困难、频繁夜醒、睡眠节律紊乱。良好睡眠习惯的培养是减少婴儿睡眠问题的关键。

阶段	年龄	睡眠时间	不推荐睡眠时间
新生儿	0～3 个月	14～17 小时	不足 11 小时 超过 19 小时
婴儿	4～11 个月	12～15 小时	不足 10 小时 超过 18 小时
幼儿	1～2 岁	11～14 小时	不足 9 小时 超过 16 小时
学龄前儿童	3～5 岁	10～13 小时	不足 8 小时 超过 14 小时
学龄儿童	6～13 岁	9～11 小时	不足 7 小时 超过 12 小时
青少年	14～17 岁	8～10 小时	不足 7 小时 超过 11 小时

4. 幼儿睡眠有什么特点

随着年龄的增长，儿童睡眠需要的时间逐步减少，1～2岁的儿童每天需要的睡眠时间为 11～14 小时，夜间连续睡眠，白天需要一次午休。从小培养儿童独自入睡的能力，有助于帮助幼儿建立良好的睡眠习惯。这阶段常见的睡眠问题依然是入睡困难以及频繁的夜醒。

5. 学前儿童睡眠有什么特点

3～5 岁儿童每天需要的睡眠时间约为 10～13 小时，每个儿童睡眠时间不尽相同，但对每个儿童而言，每天睡眠时间应保持相对稳定。这阶段，绝大多数儿童都会逐渐停止睡午觉，但在特定的环境下，比如上幼儿园或者托儿所，会恢复午睡。在这阶段，要让儿童养成按时上床睡觉的习惯。如果在婴幼儿期没有做到分床睡，此时期要逐步让儿童独睡一个小床。这阶段常见的睡眠问题包括梦游、夜惊、夜间睡眠恐惧等。

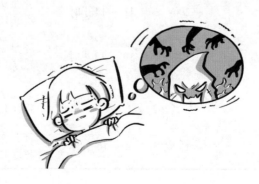

6. 如何判断儿童睡得好不好

判断儿童睡得好不好，我们主要从四个角度判断：

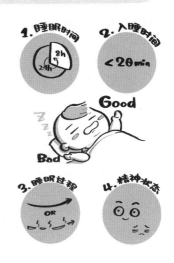

第一是看睡眠时间：每天 24 小时总共睡了多长时间，这个时间是否跟年龄相符合。

第二是看入睡时间是否正常：一般从准备入睡到睡着，时间最好在 20 分钟以内。

第三是看睡眠过程：对于小婴儿，主要看是否频繁夜醒；大孩子主要是看是否有噩梦或者其他异常行为。

第四，也是最重要的一条，看儿童白天精神状态好不好，有没有困倦感，对于小婴儿，也可以观察吃得好不好，长得好不好。

7. 什么样的睡眠环境更有利于儿童生长发育

2017 年的《0 ～ 5 岁儿童睡眠卫生指南》，给儿童的睡眠环境提出了明确建议："卧室应空气清新，温度适宜。可在卧室开盏小灯，睡后应熄灯。不宜在卧室放置电视、电话、电脑、游戏机等设备。"根据这些建议，您可以这么做：

声音

相对比较安静的环境对睡眠更有利。卧室应避免大量噪声的出现，比如玩电脑或手机游戏、过大的电视声、大声喧哗、环境噪声等。此外，单调的有节奏的声音有助于婴儿入眠，比如雨点声、催眠曲等，因此可以在孩子入睡时播放催眠曲。

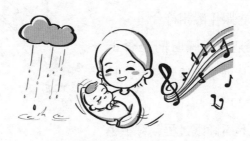

温度

最适宜睡眠的室内温度一般是 20 ~ 25℃，被窝里的温度为 29℃，但要考虑季节、区域等的差异，尽量不与室外温差过大，比如冬天室温可以在上述范围内偏低一些，夏天可偏高一些，过热或者过冷都不利于睡眠。

湿度

适宜的睡眠湿度一般为 60% ~ 70%，被窝内湿度一般为 50% ~ 60%。

光亮度

室内光亮度的选择应当有助于培养儿童睡眠节律的形成，白天只需要轻纱遮挡，不必特意遮蔽光线，让儿童认知和习惯白天的光亮；晚上应关灯睡觉。

卧室布置

室内房间的布置，比如卧室颜色、家具摆放应有助于睡眠，尽量不要放置电视、电脑等干扰睡眠的物品。

8. 睡眠分哪几个阶段

睡眠分为两个时相，即非快速眼动睡眠和快速眼动睡眠，非快速眼动睡眠又分为三个阶段，我们分别称为入睡期（1期）、浅睡期（2期）、深睡期（3期、4期）。

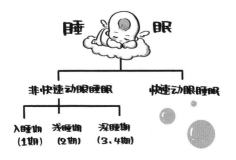

在入睡期，往往开始有昏昏欲睡的感觉，肌肉开始放松，大脑对外界的警惕度也降低，这个阶段其实就是清醒和睡眠两个状态的过渡。过了这个阶段，睡眠就进入了浅睡期，这个阶段会觉得全身肌张力降低，此时几乎观察不到眼球的运动了，但在这一阶段，如果有外界干扰，还很容易醒来，而且可能会觉得自己还没睡着。过了这个阶段，就开始进入深睡期，在深睡期，呼吸会变得缓慢而规律，假设这时旁边有人叫你，如果声音不够大，就不容易叫醒了。

在经历一两个非快速眼动睡眠期后，就会进入快速眼动

读懂孩子的生长规律

睡眠期，在这个时候，呼吸和心搏也不那么规律了，全身肌肉完全放松，但大脑依然处于忙碌状态，如果你还记得昨天晚上做了一个什么梦的话，那么你做梦就是发生在这个阶段。

9. 非快速眼动睡眠有什么特点

人在睡眠时首先进入的即是非快速眼动睡眠。这个时候，人的呼吸变浅、变慢而均匀，心率变慢，血压下降，全身肌肉松弛，但仍保持一定的紧张度。在这一阶段，机体温度开始下降，代谢水平也慢慢降低，同时，肾上腺皮质激素释放减少，生长激素分泌增加。

10. 快速眼动睡眠有什么特点

经过非快速眼动睡眠之后，大脑进入到另一种睡眠状态——快速眼动睡眠。这一阶段人体的感觉功能进一步减退，肌肉进一步松弛，这时的血压较非快速眼动睡眠时升高，呼吸稍快且不规则。体温、心率较前阶段升高，身体部

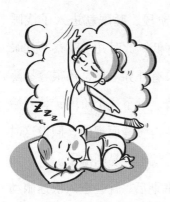

分肌肉群可出现轻微的抽动。这一阶段，体内各种代谢功能都明显增加，以保证脑组织蛋白质的合成和消耗物质的补充，使神经系统正常发育，并为第二天的活动积蓄能量。此阶段全身肌肉张力极度降低，

070

不时伴有肢体或身体其他部位的局部运动。作为睡眠的一部分，梦多发生在此睡眠期中。

11. 非快速眼动睡眠与快速眼动睡眠的区别是什么

从上文我们可以了解到，非快速眼动睡眠与快速眼动睡眠是睡眠的两个不同阶段，在这两个阶段，肌肉、呼吸、体温、心率、机体代谢都有着明显的差别，除了这些差别以外，这两个睡眠阶段还有一些不同的生理意义。快速眼动睡眠有助于儿童神经系统的发育、成熟以及记忆的发展；而非快速眼动睡眠则是促进生长、消除疲劳及恢复体力的主要方式。脑垂体分泌的各种激素，特别是生长激素，主要发生在非快速眼动睡眠的 3 期和 4 期，而在快速眼动睡眠期和觉醒期则分泌减少。

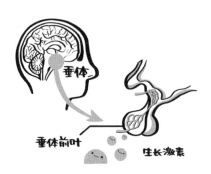

12. 如何从小培养儿童良好的睡眠习惯

首先是要营造好的睡眠环境，包括灯光、声音、温度、湿度、卧室布置等。

第二是安全的睡床方式：婴儿与家人同屋不同床，婴儿床放在大人床的旁边。

第三是从小建立好的睡眠仪式，培养儿童独自入睡的习惯，在睡前安排固定有序的活动，比如洗洗澡、读读绘本、讲讲故事等。睡前洗澡有助于体温降低，能帮助儿童尽快进入睡眠状态。

第四是培养儿童独自入睡的能力，帮助儿童学会独自入睡和顺利完成整个夜间连续的睡眠。

第五是增加儿童白天的户外活动，充分释放体能，使身体有疲劳感。现在儿童营养好，但户外运动越来越少，体能无法得到释放，身体没有机会处于疲劳状态。有的儿童在睡前黑暗状态下还能玩 1~2 个小时，甚至更长时间，这种习惯要尽早改掉。

13. 喂养方式会影响儿童的睡眠吗

食物的摄入与儿童睡眠有一定的关系，适当的喂养方式有助于儿童睡眠，而不良的饮食习惯会影响儿童睡眠节律的形成。一般对于小婴儿而言，睡前哺乳有助于睡眠，但不要养成"奶睡"的习惯。3 个月以后，婴儿夜间一般只需哺乳 1~2 次。6 个月以后，婴儿胃容量逐渐增大，开始添加辅食，喂养间隔逐渐加大，所以夜间哺乳就不再是单纯为了缓解儿童的饥饿感，更多的是为了缓解他们的焦虑感，满足他们的心理需要。

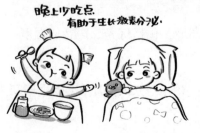

而夜间不哺乳可以保证孩子的睡眠质量，有助于生长激素的分泌。所以 6 个月以后，我们建议逐步停止夜间哺乳。对于大孩子，晚餐不建议吃得太晚或太饱，适当的饥饿反而有助于生长激素的分泌。

14. "早睡早起身体好"是真的吗

早睡早起身体好，但不是越早越好，我们一般建议儿童入睡时间不迟于 21：00，同时也建议不早于 20：00。生长激素分泌有两个高峰，一是在晚 22：00 至次日凌晨 1：00，另一个高峰是在早晨 5：00 到 7：00，如果儿童过早入睡，可能会导致过早醒来，错过第二个生长激素分泌的高峰期。

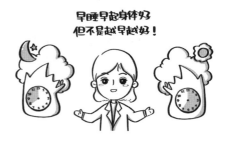

15. 儿童夜间总是翻来覆去，正常吗

儿童夜间睡眠翻来覆去有多种原因，只要不是频繁发生都属于正常情况，有可能是晚上吃得过多或者白天比较兴奋引起的，针对这种情况，我们建议：

首先要养成良好的饮食习惯，特别是晚饭不要让儿童吃得过多过饱，也不要让婴儿一边吃奶一边睡觉。

第二是睡前不要让儿童过于兴奋，可以在睡觉之前先洗个热水澡，接着看会儿绘本，听听音乐，听听故事，使其处于安静状态。

第三是睡觉的时候不要盖太多，同时要营造一个良好的睡眠环境，房间的温度、湿度要适宜。

16. 婴儿为什么容易发生频繁夜醒

夜间连续的睡眠更有利于儿童生长发育，频繁夜醒不但不利于儿童智力发育，也不利于儿童体格发育。导致儿童频繁夜醒的主要原因是家长不恰当的育儿方式，以下为几个常见原因：

一是家长的哄睡方式。孩子晚上不能连续睡眠，频繁醒来，其实主要需要提高的是孩子醒来后重新自行入睡的能力。我们前面讲过，睡眠过程包括两个截然不同的状态：非快速眼动睡眠和快速眼动睡眠。每个睡眠周期都包括这几个阶段，而在睡眠周期之间我们会醒来，只是在正常状态下，我们醒来之后会很快再次入睡，所以我们不会察觉。好多家长习惯拍着、抱着、摇着让婴儿入睡，甚至一边喂奶一边哄睡，就会使孩子自行入睡的能力下降，造成频繁的夜醒。针对这种情况，我们要做的就是培养儿童独自入睡。

如果是大一些的宝宝，因为出现了分离焦虑，醒来以后需要安慰，家长就要创造舒适、有安全感的环境，平时多给他一些拥抱、抚摸来缓解心理焦虑，给予孩子更多高质量的陪伴。晚上可以让宝宝拉着妈妈的手入睡，或者给他一个安抚物。孩子稍大一点，可以和其进行沟通，告诉他不用害怕，妈妈会一直陪在旁边。

如果孩子是因为临睡前玩得过于兴奋而夜醒，就要调整孩子的作息时间，尽量在孩子入睡前两小时左右开始进行一些安静的活动，以避免过度兴奋。

还有一点是夜间哺乳对睡眠的影响。一般来说，三个月的婴儿夜间哺乳一次就可以满足需要，四五个月的时候，有一半以上的婴儿就可以睡整夜的觉了。如果六个月以上的婴儿依然喂夜奶，那更可能是妈妈或孩子的心理依赖而非儿童的营养需求了。

17. 晚上睡不够，全靠白天凑，可取吗

前面我们提到，判断儿童睡眠好不好，第一个标准就是看睡眠总时间。那么是不是可以说，睡眠总时间够了，就万事大吉了呢？答案是否定的，因为大自然的昼夜节律与我们人体内激素的分泌也有一定的关联。一般来说，生长激素分泌的两个高峰是晚上 10：00 至次日凌晨 1：00 以及早晨的 5：00 到 7：00，如果这两个时间段我们处于睡眠状态，生长激素就能分泌得更多，也就更有利于长高。所以，晚上睡不够，全靠白天凑，这种说法是不可取的。

18. 儿童晚上不睡，早上不起怎么办

儿童晚上不睡觉，白天起不来，是困扰好多家长的一个

睡眠问题。而且很多家长也意识到儿童晚上睡得太晚会影响发育，但这个问题应该怎么解决呢？睡眠节律主要受两方面的控制：一个是内驱力，就是我们清醒和困倦的程度；另一个是昼夜节律驱力。这两个驱力共同决定了我们的睡眠规律。但电灯的出现，破坏了我们生活的节律。所以针对晚上睡不着，早晨起不来的问题，建议围绕着这两个驱力去想办法。我们可以增加儿童的白天运动量，让儿童到晚上有一定的疲惫感，有想去睡觉的意愿。同时，在下午 4：00 以后不要让儿童睡觉，以免晚上没有困倦感。

另外，晚上家里特别是卧室里的灯光不要太亮，到了睡觉时间要关灯。当需要宝宝起床的时候，要拉开窗帘，让阳光照进来，引发宝宝的自然苏醒。

19. 婴儿可以与父母在一个床上睡吗

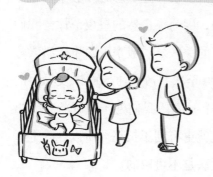

国内调查显示，62.5%的家庭中儿童和母亲同床睡眠。但 2017 年发布的睡眠指南建议父母与婴儿同屋不同床。这是为什么呢？

首先是安全。有证据表明，新生儿与父母同屋不同床能够降低 50% 的婴儿猝死综合征的风险。父母的床品对于婴儿来说太过厚重，风险很高。如果妈妈喂奶时不注意，或者睡得比较沉，可能压到婴儿，导致婴儿窒息，而妈妈不能及时发现，最终引发悲剧。为了降低婴儿猝死综合征的风险，我们一般建议从出生就开始独自睡婴儿床，把婴儿床放在父母床的旁边。

第二是睡眠质量。儿童的睡眠需求比成人高，一般儿童往往比家长睡得早，等父母再上床来睡觉时，敏感一些的儿童容易被打扰或惊醒。

第三是卫生。孩子的免疫力较弱，与大人同床，各种床品用具混杂放置，大人身上的皮屑、细菌、病毒等会增加儿童感染的概率。

另外，儿童睡觉时很难整夜不醒，晚上也会有一些动静，考虑到儿童在身边，妈妈往往也不敢睡得太实，这显然会影响父母的睡眠质量。

20. 晚上睡前讲故事，有助于儿童睡眠吗

《0～5岁儿童睡眠指南》建议，每天在儿童睡前"安排3～4项睡前活动，如盥洗、如厕、讲故事等。活动内容每天基本保持一致，固定有序，温馨适度。活动时间控制在20分钟内，活动结束时，尽量确保儿童处于较安静状态。"其实就是告诉我们，要从小给儿童建立一个睡眠仪式。在1岁前建立睡眠仪式，有助于亲子关系的建立，帮助儿童形成睡眠条件反射；对

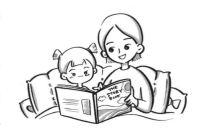

于 1 岁以上的儿童而言，良好的睡眠仪式可以培养儿童自我合理安排作息时间的能力，建立昼夜节律的睡醒模式。讲故事可以作为睡眠仪式的一部分，有助于儿童睡眠，但要注意故事的内容，不要在这个时候讲令儿童恐惧或者兴奋的故事，以免适得其反。

21. 儿童心理问题影响睡眠吗

心理状况与睡眠质量显著相关。一些心理疾病与睡眠之间存在着复杂的、双向性的相互影响。患有儿童孤独症或注意缺陷多动症的儿童常常同时伴随睡眠障碍。睡眠不足也会导致儿童注意力分散、多动、易怒、攻击性强等行为问题。

22. 儿童喜欢趴着睡，一定要翻过来吗

儿童喜欢趴着睡，可能是感觉这样睡更有安全感或姿势更舒服。但对小婴儿而言，趴着睡可能会增加窒息的风险。因为小婴儿的颈部肌肉力量不足，当外物（比如枕巾）堵住婴儿的口鼻时，他（她）没有足够的力量将头移开，从而增加发生意外的风险。针对这种情况，家长应该怎么做呢？我们建议让小婴儿采用仰卧或侧卧的睡姿。当婴儿会翻身以后，我们就可以不干预睡眠姿势了。

23. 儿童睡觉老打呼噜是怎么回事

很多人认为睡觉打呼噜是许多成人才有的情况，但有的

小孩睡觉时也会打呼噜，这时家长可能会认为是小孩睡得太熟，甚至觉得很可爱。其实不然，儿童睡觉打呼噜，可能是疾病的征兆。

对于小婴儿而言，睡觉打呼噜最常见的原因是喉软骨发育不全，这可能与母亲孕期钙水平不足有关。学龄前儿童打呼噜，最常见的原因是扁桃体肥大或者腺样体肥大，部分鼻咽呼吸道堵塞，使呼吸道长期处于狭窄状态，只有张着嘴呼吸才感到顺畅，由于张口呼吸时震动咽腔的悬雍垂，随着呼吸就会出现打呼噜现象。所以，如果儿童睡觉打呼噜，家长一定要带儿童去耳鼻咽喉科检查，以便及时确诊或接受治疗。

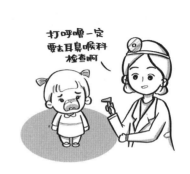

24. 婴儿睡觉，开夜灯方便照顾，可以吗

好多家长喜欢开夜灯，甚至直接开灯睡觉，以方便夜间照顾婴儿，这样做是不可取的。想一想我们人类社会的发展历程，古人日出而作，日落而息，很少有睡眠问题。当光线变暗的时候，生物钟会传递睡眠信号，间脑底部的松果体会分泌褪黑素，让体温下降，加上一天的劳累，就会有疲惫犯困的感觉。如果开夜灯，就会影响褪黑素的分泌，进而影响睡眠质量。因此我们在夜间应该尽量给孩子创造没有光亮的

环境来促进睡眠质量。

25. 儿童晚上睡觉要求大人陪着怎么办

一般来说，我们建议父母与婴儿同屋不同床，婴儿床放在父母床的旁边，因为这个年龄段的儿童需要家长的陪伴。随着年龄的增长，我们可以逐步地与儿童分屋睡。对于大孩子，如果一直自己睡，突然有一段时间要求大人陪着睡，这时候要先看看儿童有没有遇到让他感到焦虑不安的生活事件，比如在幼儿园跟小朋友打架或者被误解、挨批评等，或者有没有生病，如果有这些情况，我们要通过适当的陪伴来满足儿童的心理需求，给儿童安全感。如果儿童没有缘由地一直要求大人陪着，那么就要考虑采取措施来跟儿童分开睡了。

26. 小时候没分床睡，大了怎么分

我们建议采用逐步过渡的办法，比如可以先陪他睡着再离开，然后再过渡到自己睡。如果房间大，也可以先分床不分屋，然后再分床又分屋；或者先隔一天分一次，再到每天都分。最后实施的效果，取决于儿童的气质特点、家长的沟通情况、儿童遵守规则的程度以及家长的坚决程度等。

27. 睡前打游戏，可以吗

在讲儿童打游戏之前，我们先想一下，当我们睡不着觉

的时候，好多人会拿起手机看朋友圈，看完之后就容易睡着了吗？事实上不是，往往更难入睡。为什么呢？这是一个光污染的问题，因为光让我们警觉，很难入睡，深睡眠减少，浅睡眠增加，做梦增多。对儿童而言也是一样的，不管是打游戏，还是看电视、玩手机，都会影响儿童入睡。

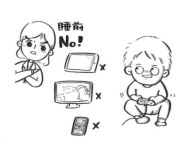

28. 吃得饱，睡得香，是这么回事吗

　　喂养和睡眠是存在一定的关系的，特别是临睡前的饮食情况，跟儿童能否睡踏实关系较大。一般来说，婴儿食物以流食或半流食为主，睡前进食有助于婴儿睡眠。但是，如果婴儿对奶睡产生依赖，只有吃奶才能入睡，就容易形成不良的睡眠习惯，这时就应该把睡眠和饮食分开。对于大孩子来说，我们一般不建议睡前进食，以免加重胃肠负担，从而影响入睡。另外，有研究表明，适当的饥饿更有利于生长激素分泌，所以建议晚上不要吃得太饱。

29. 晚上不睡觉，恐吓有用吗

　　"天黑了，外面有大黑猫，来抓不睡觉的小孩"——碰上不睡觉的儿童，有一些家长喜欢用恐吓的方式来让其入睡，这样做可能暂时有用，但长此以往，可能对儿童有很多

危害。让儿童在恐惧中入睡，会增加做噩梦的风险，也可能
让儿童养成一些坏的习惯，比如因为害怕就蒙着被子睡觉、
咬被角、啃指甲等，甚至给儿童的成长蒙上心理阴影，有的
可能伴随终生。

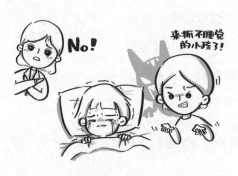

30. 儿童睡觉做噩梦，怎么办

　　首先要找一下儿童做噩梦的原因。常见的原因是家庭关
系不和谐。家庭是给儿童提供安全感的主要场所，如果家庭
关系不好，或者父母教养方式不合适，儿童缺乏安全感，就
容易做噩梦。另一个原因就是白天接受的刺激，比如电视中
的一些暴力场面，不仅影响儿童睡眠，也不利于儿童注意
力、情绪、心理等的发展。还有一些比如生活中的突发事件
给孩子造成的惊吓，也会引发噩梦。所以，针对做噩梦的儿
童，找原因是第一位的，找到原因后，再结合具体原因采取
相应的措施。

第 6 章

营养与体格发育

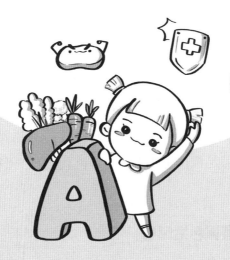

1. 什么是营养

营养（nutrition）泛指营养素、营养过程以及营养状态，是指人体吸收、利用食物或营养物质的过程，也就是人类通过摄取食物以满足机体生理需要的生物学过程。

2. 营养与健康的关系

营养是保持人体健康最基本的条件：①作为构成人体结构的基本物质，参与组织细胞的构成、更新与修复；②作为人体代谢的基础，提供人体从事各项活动所需要的能量；③作为调节生理功能的物质基础，维持人体正常的生理功能，如：酶、激素等。

3. 什么是营养素

营养素是指人类为了维持正常的生理功能和满足劳动及工作的需要，每日从外界环境摄入的必要物质。除空气和水外，人体还要通过各种食物组成的膳食，获得需要的各种营养物质，以满足机体生长发育、新陈代谢、工作及劳动的需要。

4. 营养素都包括哪些

人体需要的营养素包括蛋白质、脂肪、糖类、矿物质、维生素和水等。蛋白质、脂肪、糖类的摄入量较大，称为宏量营养素；矿物质和维生素的需要量相对较小，称为微量营养素。

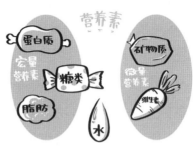

5. 各种营养素在体内有哪些作用

（1）蛋白质

蛋白质是生命的物质基础，占人体体重的 15% ~ 18%，占人体干重的 50%。蛋白质的主要生理功能为：构成人体组织，调解各种生理功能，促进机体生长发育，参与许多重要物质的转运，供给能量等。

（2）脂肪

脂肪的主要作用有供给热能，构成人体组织，供给必需的脂肪酸，增加食欲，促进一些维生素的吸收，调节体温和保护内脏器官，增加饱腹感等。

（3）糖类

糖类是人类从膳食中摄取能量最经济、最主要的来源，当食物中糖类充足时对蛋白质具有节约作用。

（4）矿物质

矿物质是构成人体组织的重要成分，可以调解细胞膜的通透性，维持神经和肌肉的兴奋性，组成激素、维生素、蛋白质和多种酶。

（5）维生素

维生素是人体必需的一类有机化合物，但人体不能合成或合成很少，不能满足机体需要，必须不断地从膳食中获取。维生素不构成机体组织，在体内不供能，少量即可满足需要。维生素参与机体重要生理功能，是生命活动不可缺少的营养素。

（6）水

水是人体中含量最多的营养素，约占成年男性体重的60%，占成年女性体重的50%～55%，占婴儿体重的80%左右。年龄越小，体内含水比率越高。水是人体构造的重要成分，是各种营养素的载体、代谢产物的溶剂，参与新陈代谢、调节体温、滋润皮肤、润滑关节。

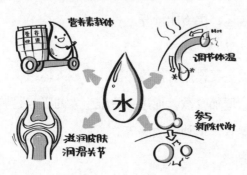

6. 什么是膳食营养素参考摄入量

它是一组每日平均膳食营养素摄入量的参考值，包括以下四个值：

（1）估计平均需求量（EAR）

可以满足某一特定性别、年龄及生理状况群体中半数人体的需要量的摄入水平。也就是满足某一特定群体中，一半的人个体营养需要的量。这是比较低也比较保守的一个水平，如过某人的摄入量低于EAR两个标准差，那么基本可以断定不能达到该个体的需要量。

（2）推荐摄入量（RNI）

可以满足某一特定性别、年龄及生理状况群体中绝大多数（97%～98%）个体需要的摄入水平。

（3）适宜摄入量（AI）

通过观察或实验获得的健康人群某种营养素的摄入量。

（4）可耐受最高摄入量（UL）

平均每日可以摄入该营养素的最高量。

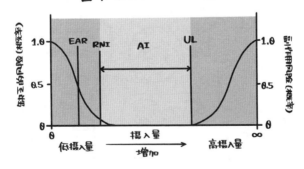

7. 婴幼儿期较易缺乏的营养素有哪些

良好的营养和科学的喂养是儿童近期和远期健康的重要

保障，生命早期的营养在儿童体格生长、智力发育、免疫力提高等方面起到至关重要的作用。良好的膳食模式是保障营养充足的基础。

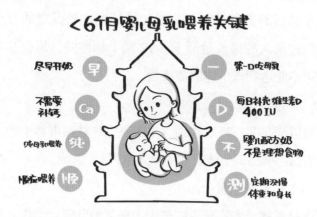

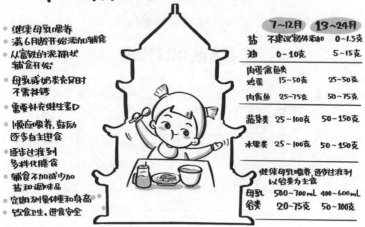

	7～12月	13～24月
盐	不建议额外添加	0～1.5克
油	0～10克	5～15克
肉蛋禽鱼类		
鸡蛋	15～50克	25～50克
肉禽鱼	25～75克	50～75克
蔬菜类	25～100克	50～150克
水果类	25～100克	50～150克
继续母乳喂养 逐步过渡到以谷类为主食		
母乳	500～700mL	400～600mL
谷类	20～75克	50～100克

婴幼儿期较易缺乏的营养素主要包括维生素 A、维生素 D、铁、锌等。

（1）维生素 A：维持视觉功能，促进长骨发育，增强免疫功能；

（2）维生素 D：维持钙磷代谢平衡，增强免疫功能；

（3）铁：促进合成血红蛋白；

（4）锌：各种酶的合成，增进食欲。

8. 哪些营养素在儿童期更易缺乏

儿童处于生长发育阶段，营养素的摄入除了需要满足生命活动（如心跳、呼吸）和日常活动外，还要满足身体长高、器官长大、血容量增加等。因此，以每千克体重计算，儿童对营养素的需要量相对比成年人要高。我国儿童较易缺乏的营养素是维生素 A、维生素 D、维生素 B_2、钙、铁、锌等。

儿童时期的平衡膳食和食物多样化是保证儿童获得体格发育所必需营养素的基础。除了宏量营养素的平衡摄入，微量营养素对儿童体格的发育同样重要。

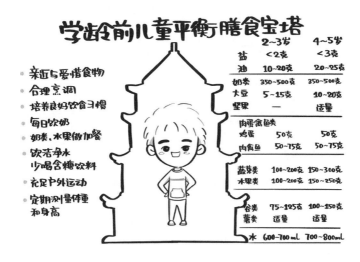

9. 哪些食物中富含蛋白质

儿童最佳的动物蛋白质来源为奶类和瘦肉。动物性蛋白质易消化吸收、质量好，属于优质蛋白质，但脂肪含量较高。豆类是植物蛋白质的优质来源，特别是大豆中蛋白质含量高达 35%～40%，氨基酸组成也比较合理，人体的利用率较高。因此在饮食中应注意植物蛋白和动物蛋白搭配食用。

优质蛋白质是指所含必需氨基酸种类齐全、比例适宜、数量充足，容易被人体消化吸收的蛋白质。此种蛋白质不但能维持成人健康，而且能促进儿童生长发育。优质蛋白质的常见来源有牛奶、蛋类、鱼虾、禽、瘦肉、豆类及豆制品。

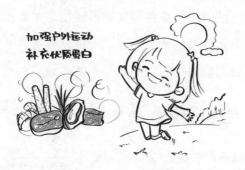

加强户外运动
补充优质蛋白

10. 儿童缺乏蛋白质有哪些表现

一般情况下，蛋白质缺乏可分为消瘦型、水肿型和混合型。蛋白质缺乏的临床表现为疲倦、体重和身高增长变慢、贫血、免疫功能和应激能力下降、血浆蛋白质含量下降。蛋白质缺乏将会影响儿童的生长发育，导致低体重和生长发育迟缓。

11. 为什么要重视儿童的钙营养

充足的钙为儿童的骨骼生长提供必需的原料，人体99%的钙都集中在骨骼中，只有不断地增加钙储备才能给骨骼生长提供保证。钙摄入不足会影响儿童的体格发育，影响牙齿的发育，甚至出现骨骼畸形。

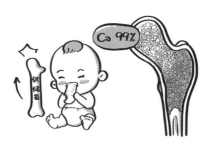

12. 如何判断儿童是否缺钙

如果出现下列症状，可能提示与缺钙有关，应进一步到医院就诊：①宝宝出汗较多且与温度无关，尤其是入睡后头部出汗，甚至出现枕秃。②宝宝精神烦躁，夜间常常突然惊醒，啼哭不止。③宝宝出牙晚，前囟门闭合迟。④缺钙严重时会出现方颅、肋骨串珠、骨骼变形。

13. 儿童缺钙该怎么办

如果儿童已经出现了钙缺乏的表现，家长们一定要重视，一方面要增加膳食中含钙高的食物的摄入，一方面要通过服用钙剂进行补充。补充的剂量根据儿童年龄的不同有所差别：0 ~ 6 个月，200mg/ 天；7 ~ 12 个月，250mg/ 天；
1 ~ 3 岁，600mg/ 天；4 ~ 6 岁，800mg/ 天。

在选择钙剂产品的时候，碳酸钙含钙量高且经济实用，
国药准字号的产品质量标准更高。剂型上应选择儿童专用的
剂型，如溶液剂、（泡腾）颗粒剂等。同时，要注意说明书
中是否有明确的分年龄段的服用方法，以便更精准的满足不
同年龄儿童的钙营养需求。

人体对钙的吸收利用，受诸多因素的影响，如维生素
D 水平、食物中钙磷比等。关于维生素 D 的作用我们会重
点讲到，这里先讲讲钙磷比。钙或磷的含量过多或过少，
都可能影响钙的吸收率，最终影响骨骼生长发育，所以食
物中的钙磷比应适当。专家对膳食中的钙磷比例进行了研
究，结果显示成人膳食的钙磷比例为 1∶1 ~ 2∶1、婴儿
（1 岁以下）膳食的钙磷比例为 1.5∶1 时，最有利于钙的
吸收。

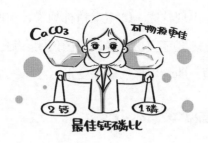

14. 哪些食物中富含钙

奶类和乳制品是膳食钙的最佳来源。鲜乳的钙含量介于

1 000 ~ 1 200mg/L。大豆及其制品、海产品（如鱼、虾）的含钙量也较高，根据不同年龄段的生理特点，可以酌情选择。如果每日通过食物摄取的钙量已经达到了推荐摄入量，则可以不用额外补钙，只需要每日补充维生素 D，以促进钙吸收。

15. 哪些因素会影响钙的吸收

膳食中的钙大多以不可溶的复合物形式存在，通过胃酸及酶的作用，钙从复合物中游离出来，只有溶解状态的钙才能被吸收。婴儿期钙的吸收率约为 60%，儿童期略低于婴儿期，约 40%。钙的吸收需要维生素 D 的参与。

促进吸收：少量多次补钙有利于钙的吸收；两餐之间、睡前补钙有利于吸收；与维生素 C 或果汁同服有利于钙吸收。

抑制吸收：草酸易与钙结合形成草酸钙沉淀，如菠菜、蕨菜、毛豆等富含草酸的食物就应谨慎食用；牛奶与钙剂易形成凝块，因此不能同时服用；钙离子与喹诺酮类抗菌药物可发生络合反应，既降低药物的疗效，也影响钙的吸收。

除了均衡饮食，多晒太阳、加强体育锻炼也可以促进钙的吸收，利于儿童的健康苗壮成长。

16. 母乳喂养还需要额外补钙吗

　　婴幼儿期对营养素和能量的需求量高，哺乳量是决定婴幼儿（特别是 1 岁以内的婴儿）营养物质摄入量的关键因素。母乳中的钙磷比为 2：1，是促进婴幼儿钙吸收的最佳比例。研究显示，我国母乳中钙的平均含量为 242mg/L，远低于世界发达国家和地区，可能与母亲孕产期钙摄入不足有关。因此，母乳喂养的情况下应根据每日的奶量和辅食摄入的情况综合判断，如果达不到营养学会推荐的每日钙摄入量，或已经出现了缺钙的症状，应按需额外补钙。

17. 体检血钙正常是不是就不需要补钙了

　　人体中的钙处于动态平衡，通过骨钙的调节可以使血钙保持在一个相对稳态。当钙摄入不足时，骨钙动员入血，以维持血钙正常，因此血钙的测定值并不能完全反映出体内的钙营养水平，还需要结合儿童的喂养史、年龄、季节、症状和体征等因素进行综合判断，如果存在缺钙的风险，应及时调整饮食，必要时及早进行补充干预。

18. 为什么要重视儿童的铁营养

　　铁是人体必需微量元素之一，参与构成血红蛋白、肌红蛋白、细胞色素及某些呼吸酶，帮助维持正常的造血功能，增加机体的抗感染能力。当机体缺铁时，储存铁逐渐减少，最终出现缺铁性贫血。贫血会导致儿童体格发育和智能发育障碍，从而影响儿童健康。

19. 儿童缺铁有哪些危害

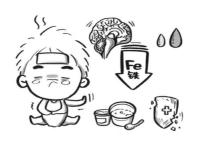

儿童缺铁时可出现多动、注意力不集中、易怒、反应迟钝等。婴儿期的铁缺乏更可导致不可逆的神经发育损伤，这一影响可持续至成年。长期铁缺乏使肌肉的氧化代谢受损，影响肌肉对能量的获取，从而降低身体耐力及运动能力。缺铁还会影响细胞的免疫功能，导致机体抗感染能力的下降。

20. 儿童铁缺乏有哪些表现

儿童铁缺乏常见的表现有精神萎靡、爱哭闹、易烦躁、乏力、失眠、睡中易惊醒、厌食、挑食、生长发育迟缓、经常头晕、易感染、注意力不集中、理解力差、记忆力差、学习成绩差。如果已经发现了上述情况，建议及时到正规医院进行检查，如果确实为铁缺乏，则应及时干预。

21. 血红蛋白检测值在正常范围内，儿童就不缺铁了吗

在缺铁性贫血发生之前储存铁就几乎耗竭，因此，血红蛋白降低是贫血的指标，提示长期铁缺乏已经导致了贫血的发生；反之，血红蛋白检测值正常也不能排除铁缺乏，只是由于体内的储存铁还未耗尽，血红蛋白检测值尚未发生改变。可以观察血常规中的红细胞压积和红细胞直径，如果低于正常值，说明已经有铁缺乏了。因此，一旦儿童出现了铁缺乏的症状，家长应密切关注，及时到正规医院进行检查。同时，可以尝试服用铁剂 1~2 个月，如果症状有所改善，则提示为铁缺乏，应在日常膳食中注意铁的摄入。

22. 哪些食物中富含铁

含铁量较多的食物包括鸭血、猪肝、木耳、紫菜、芝麻酱、口蘑等，动物源性的铁吸收更稳定。正常足月的新生儿应在出生后 6 个月添加富含铁的辅食，如果达不到推荐摄入量，应额外补充铁剂。早产、低出生体重儿、多胞胎应提倡母乳喂养，并在出生后 2~4 周开始补充元素铁 2mg/（kg·d）（配方奶、母乳强化剂、额外补铁制剂中铁的总和）。

23. 哪些食物会影响铁的吸收

膳食中铁的吸收率差异很大，从小于 1% 到大于 50%，

与机体铁营养状况、生理病理改变、膳食中铁的含量及存在形式以及膳食中影响铁吸收的食物成分都有密切关系。

抑制吸收：膳食中过多的钙可抑制铁的吸收，因此铁和钙应间隔服用。谷物、坚果、蔬菜中的植酸和酚类化合物会抑制非血红素铁的吸收。

促进吸收：维生素 C 可以促进铁的吸收。肉类、海产品和有机酸能够促进铁的吸收。

24. 为什么要重视儿童锌营养

锌是人体必需的微量元素之一，在人体生长发育、行为认知、创伤愈合、味觉和免疫调节等方面发挥着重要的作用。锌是体内 200 多种酶的组成部分，具有调节蛋白质生物合成和表达的作用，与儿童的生长发育关系密切。锌缺乏会导致儿童生长发育缓慢，对体格发育和认知发育造成不良影响。

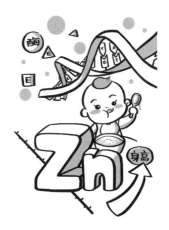

25. 儿童缺锌有哪些表现

锌缺乏症高发于 6 个月到 2 岁的婴幼儿。早产儿、低出生体重儿、多胞胎、挑食厌食、频繁生病等高危因素易导致缺锌的发生。儿童缺锌会出现味觉障碍（如偏食、厌食或异食癖）、生长发育不良（如矮小、瘦弱）、腹泻、皮肤表现（如干燥、皮疹、伤口愈合不良、反复溃疡）、免疫力减退、反复感染、认知能力差（如注意力不集中、智力发育迟缓）等症状。当出现上述症状时应及时到医院进行检查，及早给予补锌治疗，以免影响儿童生长发育和健康。

26. 锌的主要食物来源有哪些

含锌丰富的食物有贝壳类海产品、瘦肉、动物内脏、坚果、蛋黄等。如果通过膳食调整后儿童缺锌的症状仍然没有改善，可以采取小剂量口服补锌的方式，每日补充元素锌 5 ~ 10mg。

27. 影响锌吸收的因素有哪些

促进吸收：蛋白质、氨基酸和有机酸可以促进锌的吸收。

抑制吸收：大量的铁、钙、磷会抑制锌的吸收，植酸对锌的吸收也有抑制作用。

28. 母乳喂养还需要额外补锌吗

母乳中含有较为丰富的元素锌，是婴儿获取锌营养的主要来源。但由于母乳中的锌含量随着哺乳期的延长而持续下降，因此在 6 月龄开始添加辅食之后，应注意含锌辅食的合理添加。如果儿童已经出现了缺锌症状，可以每日小剂量（5 ~ 10mg）补锌一段时间，或咨询医生。

29. 钙、铁、锌是一起补还是分开补

儿童补充微量元素要遵循缺什么补什么，不要盲目补充。由于钙、铁、锌等二价金属离子均在肠道吸收，通过直接竞争受体产生拮抗作用，会影响各营养素的吸收，降低吸收利用率，因此如果需要补充多种元素，建议最好还是分开来补，以获得最佳的吸收效果。

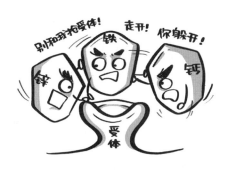

30. 为什么要重视儿童的维生素 A 营养状况

维生素 A 又称为视黄醇，具有维持上皮细胞的完整性、增强黏膜屏障、促进抗体生成、提高免疫力、维持正常的视力、促进骨骼健康和生长发育、预防贫血和感染性疾病的发生等多种重要生理功能。维生素 A 对儿童生长发育非常重要，能促进蛋白质生物合成，促进生长与骨骼发育。此外，维生素 A 还能促进夜间生长激素、甲状腺激素的分泌，这都与体格生长发育密不可分。目前维生素 A 缺乏症是世界卫生组织确认的全球四大营养缺乏病之一，我国属于中度亚临床

维生素 A 缺乏国家，6 岁以下儿童维生素 A 边缘缺乏及维生素 A 缺乏发生率仍然较高，6 个月以下婴儿缺乏较为普遍。维生素 A 缺乏除了导致夜盲、干眼症、皮肤毛发干燥、反复感染、贫血等症状外，还会影响儿童骨骼系统的生长发育。

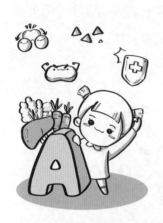

因此，定期监测维生素 A，可以指导合理膳食，维持维生素 A 在适宜水平，保证儿童正常的生长发育。鉴于我国的国情，目前仍推荐每日小剂量口服补充维生素 A 1 500～2 000IU，以满足儿童正常生长发育需要，预防维生素 A 缺乏症及其他感染性疾病的发生。

31. 儿童维生素 A 缺乏有哪些表现

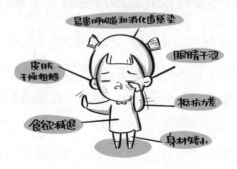

随着生活水平的提高及医疗条件的改善，我国儿童维生素 A 缺乏率已经有了明显的下降，但是亚临床维生素 A 缺乏及可疑亚临床维生素 A 缺乏率却仍居高不下。其主要的

临床表现包括眼干涩、皮肤干燥粗糙、食欲减退、身材矮小、抵抗力差、易患呼吸道和消化道感染等。

32. 儿童维生素 A 缺乏的诊断指标是什么

目前评价维生素 A 营养状况的常用指标为血清视黄醇浓度，儿童判定的界值如下：

正常：≥ 300μg/L（≥ 1.05μmol/L）

边缘缺乏：200 ~ 299μg/L（0.70 ~ 1.05μmol/L）

缺乏：< 200μg/L（< 0.70μmol/L）

同时应注意结合临床体征、营养喂养情况等进行综合判断。

33. 维生素 A 的主要食物来源有哪些

维生素 A 的食物来源主要分为动物肝和深色蔬菜两大类。动物肝是解毒器官，且胆固醇含量较高，不建议过多食用。胡萝卜等深色蔬菜中含有的 β- 胡萝卜素和类胡萝卜素

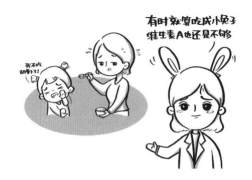

可以转化为维生素 A，但转化率较低，且受烹饪时间、烹饪方式等因素的影响，吸收利用率低。从平衡膳食的原则出发，建议至少三分之一的膳食维生素 A 应由动物性食物提供的视黄醇来满足。如果日常膳食不能满足推荐摄入量，则建议每日预防剂量补充维生素 A。

34. 哪些因素会影响维生素 A 的吸收和利用

相同食物由于制作方法不同，类胡萝卜素吸收效率也不同。由于维生素 A 是脂溶性维生素，只有当脂肪存在的情况下才可以被吸收。理想状态下，β- 胡萝卜素换算成维生素 A 的比例是 12∶1，其他膳食类胡萝卜素换算成维生素 A 的比例是 24∶1。与维生素 A 在体内的吸收相比，由于类胡萝卜素需要转化后才可以被吸收，因此更容易出现饱和现象。此外，急性腹泻或严重感染会加重儿童体内维生素 A 的流失，降低吸收率。

35. 母乳喂养还需要补充维生素 A 吗

从我国现阶段的国情出发，纯母乳喂养宝宝维生素 A 的摄入量仍然不足，需要每日额外补充。主要原因有两个，其一是我国孕妇并没有重视孕期维生素 A 营养的补充，很多孕妇在孕期就存在维生素 A 缺乏的情况，继而导致母乳中维生素 A 含量不足。其二是对全世界范围内母乳样品的分析结果显示，中国母乳样本维生素 A 的平均含量远低于世界平均水平（中国营养学会 2013 版《中国居民膳食参考摄入量》）。

36. 缺铁性贫血和维生素 A 缺乏有关吗

维生素 A 缺乏或不足时更易发生贫血或铁缺乏，而补充维生素 A 则有助于贫血的恢复。其主要机制如下：①维生素 A 参与运铁蛋白的合成，促进铁元素在体内的吸收和利用；②维生素 A 促进红细胞生成素的合成，促进红细胞的生成；③维生素 A 促进膳食中铁元素的吸收和利用；④维生素 A 被誉为"抗感染维生素"，能够促进抗体的生成，提高免疫功能，增加机体对感染的抵抗能力，减少铁元素的丢失。

37. 为什么要重视儿童的维生素 D 营养状况

维生素 D 最主要的生理功能就是促进钙元素在体内的吸收，促进骨骼的钙化，参与体内的免疫调节。维生素 D 缺乏会导致钙吸收障碍，出现低钙血症（手足搐搦症），甚至发生骨骼变形（佝偻病），从而影响儿童正常的生长发育。儿童期维生素 D 缺乏还会对远期造成影响，如增加成年期罹患骨质疏松和心脑血管疾病的风险。由于维生素 D 的食物来源有

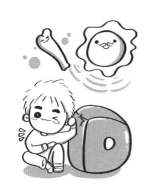

限，在我国儿童中缺乏比较普遍，因此建议每日补充维生素D 400～800IU。

38. 儿童维生素 D 缺乏的诊断指标是什么

维生素 D 营养状况可以通过膳食摄入调查、实验室生化检验、体格检查等方面综合评价。目前通常以血清 25-（OH）D 浓度作为检测维生素 D 的主要指标。一般情况下，血清 25-（OH）D ≥ 75nmol/L 反映骨骼健康状况良好；50～75nmol/L 则提示为维生素 D 不足；低于 50nmol/L 提示为维生素 D 缺乏；低于 25nmol/L 则提示为维生素 D 严重缺乏。

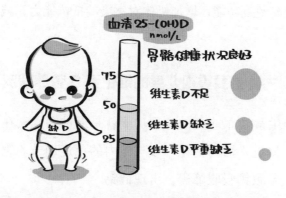

39. 维生素 D 的主要食物来源有哪些

维生素 D 的食物来源相对有限，仅在脂肪含量高的海鱼、动物肝、蛋黄和奶油中相对较多。由于较难通过日常膳食获取足量的维生素 D，因此建议每日按照推荐摄入量额外补充。

40. 每天晒太阳还需要补充维生素 D 吗

经阳光中紫外线照射可使人体的表皮和真皮内含有的 7-脱氢胆固醇形成维生素 D 前体，因此充足的日晒是获得维生素 D 的最佳方式。但是由于维生素 D 合成需要阳光直射在裸露的皮肤上，而婴幼儿的皮肤非常娇嫩，并不适合长时间暴露在紫外线照射下。经阳光照射合成维生素 D 受诸多因素的影响，如地理位置、日照时间、空气污染、穿衣薄厚、玻璃阻隔等，处于不同纬度地区、不同季节、不同空气质量的儿童存在较大差异，大部分情况很难获得充足的维生素 D，因此建议采取每日预防性补充的方式。

41. 母乳喂养的宝宝需要补充维生素 D 吗

由于维生素 D 几乎不能通过乳腺，母乳中维生素 D 的含量较低，母乳喂养的宝宝应补充维生素 D，并鼓励婴儿出生后尽早户外活动，促进经皮肤光照合成的维生素 D 吸收。

42. 长期服用维生素 AD 制剂会中毒吗

很多家长担心每日补充维生素 AD 会引起过量或中毒，其实是完全没有必要的。根据中国营养学会的推荐，每日的推荐剂量是符合安全有效的摄入范围的。2013 年版《中国国家处方集（儿童版）》中也明确建议：应每日补充维生素 AD 制剂，1 岁以内推荐剂量为维生素 A 1 500IU，维生素

D 500IU；1 岁以上推荐剂量为维生素 A 2 000IU，维生素 D 700IU，以满足不同年龄段的营养需要。

《儿科学》教科书中明确说明了维生素 A 和维生素 D 的中毒剂量。

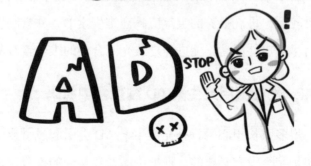

⚠ 维生素A 和维生素D的中毒剂量 ⚠

维生素A急性中毒：婴幼儿一次摄入维生素A 300 000IU（约为200粒维生素AD滴剂）以上

维生素A慢性中毒：婴幼儿每天摄入50 000～100 000 IU（约为83～66粒维生素AD滴剂），连续服用超过6个月

维生素D急性中毒：婴幼儿每天服用维生素D 20 000～50 000 IU（约为40～100 粒维生素AD滴剂）

维生素D慢性中毒：婴幼儿每日服用维生素D 2 000IU/kg，连续服用数周或数月

第 7 章

饮食习惯与
体格发育

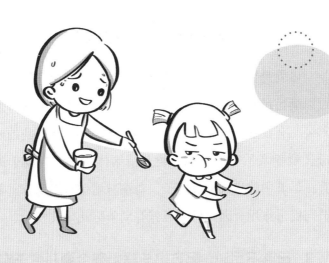

1. 什么是顺应喂养

顺应喂养（responsive feeding），字面意思是"应答式喂养"，是将社会心理学和儿童发育心理学应用于喂养过程，在顺应养育模式下发展起来的婴幼儿喂养模式。强调父母或抚养者和孩子在喂食时的互动，及时感知婴幼儿发出的饥饿或饱足的信号，并给予及时、恰当的回应，最后让孩子逐步学会独立进食。顺应喂养要求：父母应负责准备安全、有营养的食物，并根据婴幼儿的需要及时提供；父母应负责创造良好的进食环境；而具体吃什么、吃多少，则应由婴幼儿自主决定。在婴幼儿喂养过程中，父母应充分尊重婴幼儿的意愿，耐心鼓励，但决不能强迫喂养。

2. 为什么母乳喂养有助于生长发育

母乳是婴儿最佳的天然食品，营养素齐全，所含营养素可以满足足月儿正常生长到 6 个月；母乳中含有多种抗体，对婴儿有较强的保护作用，能够增强婴儿抵抗疾病的能力；母乳喂养亲子交流密切，婴儿情绪体验好，有利于睡眠发育；母乳中的生长调节因子，对细胞增殖、发育有重要的调节与促进作用。因此母乳喂养有助于婴儿生长发育。

3. 母乳不足时，配方奶与鲜奶哪个更适合于宝宝

婴幼儿专用配方奶不仅营养成分趋近母乳，还强化了各

种维生素、矿物质、不饱和脂肪酸等宝宝需要的微量营养素，适合婴幼儿生理特点并能满足其生长发育所需。鲜奶常见的是鲜牛奶或羊奶，鲜牛奶蛋白质含量较母乳为高，且以酪蛋白为主，酪蛋白易在胃中形成较大的凝块；牛奶脂肪颗粒大，较难消化；牛奶含磷高，影响钙的吸收；牛奶矿物质含量高，增加小婴儿肾负担……鲜羊奶虽然较牛奶颗粒小、易消化，但是所含营养素不足，如维生素 B_{12}、叶酸等营养素缺乏，更易造成婴儿贫血。所以母乳不足时，配方奶更适合于宝宝。

4. 乳酸饮料能代替奶制品吗

乳酸饮料是以水、白糖、奶粉等为主要原料，外加果汁、酸味剂及香料等加工而成，其中虽含有一定奶的成分，但它既不是奶也不是酸奶，只是饮料，500 克的奶可以配出 2500 克的含乳饮品，营养价值是极低的。所以，对正处在迅速生长发育时期，急需营养的宝宝切不可把含有乳酸的饮料当奶来给宝宝喝，以免使宝宝出现营养不良的问题。

5. 如何添加辅食

在继续母乳喂养的同时：

6 个月：含铁米粉、细腻的根茎类蔬菜泥、深绿色蔬菜泥、水果泥、乳汁及用水调制的营养包。

7~9 个月：稠一些的泥蓉状辅食，如米粉、粥、碎菜、各种肉泥、蛋黄、豆腐、营养包等，不加盐。

10～12个月：小颗粒状及指状的辅食（锻炼咀嚼能力的关键期，应提供软嫩好嚼的固体辅食），不加盐。

13～24个月：大颗粒、球块状、条块状及各种家常谷类食物（比较碎的饭菜，可以适用于三餐），盐应少于1.5g/d。

6. 肉的营养多还是肉汤的营养多

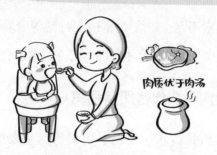

肉质优于肉汤

动物性食品经过炖、煮等方式，尽管肉中的一些营养成分，如氨基酸、肌酸、嘌呤基、钙、维生素和无机盐溶解在汤内，但其含量微乎其微，而绝大部分的精华，如蛋白质、脂肪、维生素和无机盐还是在肉中。汤中所含的蛋白质只是肉质中的3%～12%；汤中的脂肪含量较肉少37%；汤中的无机盐只是肉质中的25%～60%。

所以，汤中的营养远不如肉质，光给宝宝喝汤而不吃肉，会使宝宝得不到应获取的营养物质，难以满足宝宝生长发育的需求。

7. 如何正确为孩子选择零食

2～5岁阶段三顿丰富的正餐与两次适量的加餐是学前

儿童获得全面营养的保障。零食优选水果、奶类和坚果；少吃高盐、高糖、高脂肪零食；不喝或少喝含糖饮料；零食应新鲜、多样、易消化、营养卫生；安静进食零食，谨防呛堵；睡前不吃零食。

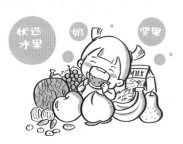

8. 什么是宝宝最好的饮料

不少家长常常会选用各种果汁饮料来给宝宝补充水分，认为这样可以同时增加一些营养素，其实这一观点是错误的。

一些饮料中含有人工合成的色素、香料、甜味剂、柠檬酸、防腐剂和糖精，这些添加剂可增加宝宝器官的负担，影响宝宝正常的新陈代谢，还可能造成宝宝体格发育落后。饮料中不但营养素的组成不均衡，而且含糖量较多，长期饮用一方面可出现营养不良，另一方面还有可能导致肥胖、龋齿，为成年期的一些慢性疾病埋下隐患。白开水最解渴，它进入人体后最易透过细胞膜而迅速被机体吸收与利用，并促进机体的新陈代谢，帮助机体排泄废物，同时不会增加器官的负担。因此，白开水才是宝宝最好的饮料。

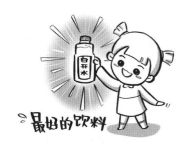

9. 水果是否可以替代蔬菜

水果、蔬菜各有其长又各有其短，两者相辅相成不能相互代替。蔬菜品种远多于水果，而且蔬菜（深色蔬菜）的维生素、矿物质、膳食纤维和植物化合物的含量高于水果，故水果不能代替蔬菜。在膳食中，水果可以补充蔬菜摄入的不足，水果中糖类、有机酸、芳香物质比新鲜蔬菜多，且水果食用前不用加热，其营养成分不受烹调因素影响，故蔬菜也不能代替水果。

10. 适合宝宝辅食的烹饪方法有哪些

多采用蒸、煮，不用煎、炸。要将食物煮熟、煮透，同时尽量保持食物中营养成分和原有口味，并使食物质地能适合婴幼儿的进食能力。制作辅食时可以通过不同食物的搭配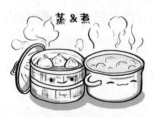来增进口味，如番茄蒸肉末、牛奶土豆泥等，其中天然的奶味和酸甜味是婴幼儿最熟悉和喜爱的口味。

11. 鸡蛋烹调方法对营养价值的影响

一般烹调方法，温度不超过100℃，对蛋的营养价值影响很小，仅B族维生素有一些损失，如维生素B_2在不同烹调方法下的损失率为：荷包蛋13%，油炸16%，炒10%。

煮蛋时蛋白质变得软且松散，容易消化吸收，利用率较高。

烹调过程中的加热不仅具有杀菌作用，而且可以破坏生蛋清中存在的抗生物素蛋白和抗胰蛋白酶，从而提高鸡蛋中营养物质的消化吸收率。

12. 如何合理安排饮食，促进宝宝生长

引导儿童自主、有规律进餐，不随意改变进餐时间、环境和进食量；纠正挑食、偏食等不良饮食行为；培养儿童摄入多样化食物的良好饮食习惯。

我国儿童钙摄入量普遍偏低，对于快速生长发育的儿童，应鼓励多饮奶，建议每日饮奶量 400 ~ 500mL（包括酸奶等奶制品），零食可选用营养密度高的食物，如乳制品、蛋类、水果及坚果类等。

食品选择应注意：催熟的蔬菜、瓜果可能含有催熟剂，保健品也可能含雌激素或类雌激素。经常食用上述食品容易对孩子的生长发育造成不利影响。

13. 为什么饮食要多样化

从食物分类及所含的营养素来看，有些食物含的某些营养素较多，而含的其他营养素较少，没有一类食物能够提供人体所需要的所有营养素。例如，鸡蛋中含有丰富的蛋白质、维生素 A、维生素 D 等多种营养素，但几乎不含维生素 C；新鲜的西红柿、辣椒中含有丰富的维生素 C，但蛋白

质的含量却很低。因此，要获取充足的营养，只吃一类或两类食物是不够的，各类食物都要吃，要根据食物的营养特点进行合理搭配。

14. 儿童的一日三餐各需要提供多少能量

儿童一日三餐的时间应相对固定，做到定时定量，进餐时细嚼慢咽。能量分配以早餐提供的能量占全天总能量的25%~30%，午餐占30%~40%、晚餐占30%~35%为宜。

15. 怎样避免高糖、高盐的加工食品

经过加工后的食品，其中的钠含量大大提高，并大多额外添加糖。如新鲜番茄几乎不含钠，100mL 市售无添加番茄汁含钠 20mg，而 10g 番茄沙司含钠量高达 115mg，并已加入玉米糖浆、白砂糖等。即使是婴儿肉松、肉酥等加工类肉制品，100g 含钠量仍高达 1 100mg。

学会查看阅读食品标签，可识别高糖、高盐的加工食品。按照我国的食品标签法，食品标签上需要标示每 100g 食物中的能量及各种营养素的含量，并标示其占全天营养素参考值的百分比（NRV%）。如钠的 NRV% 数值远高于能量 NRV% 数值时，说明这种食物的钠含量较高，最好少吃或避免食用。食品标签上可查到额外添加的糖除了标示为蔗糖（白砂糖）外，还有其他各种名称，如麦芽糖、果葡糖浆、浓缩果汁、葡萄糖、蜂蜜等。

16. 什么是反式脂肪酸

反式脂肪酸是含反式构型双键的不饱和脂肪酸，主要见于植物油经氢化加工处理后，不仅构型由顺式变为反式，且形态也由液态变为固态。在氢化过程中，一些未被饱和的不饱和脂肪酸的空间结构发生变化，由顺式转化为反式，称为反式脂肪酸。

17. 反式脂肪酸对宝宝的危害

反式脂肪酸摄入量多时可以使血清低密度脂蛋白胆固醇升高，而使高密度脂蛋白胆固醇降低，患动脉粥样硬化和冠心病的风险增加。有研究显示，动脉粥样硬化在儿童期就已出现，有相当数量的儿童从小缺乏运动，饮食结构不合理，过多摄入含反式脂肪酸较多的食品，从而给儿童心脏等器官留下不健康的隐患。为了儿童健康成长，减少反式脂肪酸的摄入量应从儿童期开始。

18. 哪些食物中含有反式脂肪酸

反式脂肪酸主要见于氢化加工的植物油，如人造黄油、起酥油、煎炸油等，植物油在高温或反复烹调时会产生反式脂肪酸。反式脂肪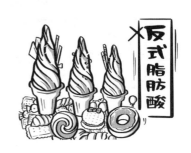

酸摄入量与脂肪的摄入量及所选择的食物种类有关，人造奶油、蛋糕、饼干、油炸食品、乳酪产品以及花生酱等食品是反式脂肪酸的主要来源。西式快餐如炸薯条、炸鸡腿中更多。

19. 家用食谱参考

7 个月婴儿辅食餐单

	第一顿	第二顿	第三顿
周一	三文鱼、菠菜泥、米粉	蒸红薯	山药泥
周二	胡萝卜猪肉泥米粉	蒸苹果	小米粥
周三	胡萝卜牛肉泥	蒸雪梨	杂粮南瓜粥
周四	蛋黄粥	南瓜泥	番茄菜花泥
周五	鳕鱼泥	土豆泥	米粉
周六	猪肉南瓜泥米粉	香蕉泥	紫薯粥
周日	西蓝花鳕鱼粥	蒸南瓜	山药粥

8～9 个月婴儿辅食餐单

	第一顿	第二顿	第三顿
周一	鸡蛋羹、发糕	山药杂豆粥	蔬菜面
周二	杂面饼、三文鱼	蒸苹果	番茄疙瘩汤
周三	菠菜虾丸面	五谷米糊	胡萝卜鸡肉泥、小米粥

	第一顿	第二顿	第三顿
周四	蛋黄粥、鳕鱼蔬菜饼	南瓜泥、米粉	番茄菜花泥、小馒头
周五	莲藕拆骨肉、面条	胡萝卜鳕鱼、杂粮米糊	蔬菜肉泥、米粉
周六	娃娃菜鸡肉粥	米粉、香蕉泥	紫薯粥
周日	西蓝花鳕鱼粥	冬瓜鱼丸、蒸南瓜	蔬菜虾球、米粉

10～12个月婴儿辅食餐单

	第一顿	第二顿	第三顿	第四顿
周一	蔬菜干贝面	山楂雪梨粥	鸡蛋羹	番茄疙瘩汤
周二	蔬菜鸡肉粥、三文鱼饼	蒸苹果、鸡蛋羹	南瓜糕	香菇大虾面
周三	菠菜虾丸面	五谷米糊	紫薯银耳羹	胡萝卜鸡肉泥、小米粥
周四	蛋黄粥、鳕鱼蔬菜饼	蔬菜鱼片粥、牛肉丸	鸡蛋糕	核桃红枣粥
周五	莲藕拆骨肉、面条	胡萝卜鳕鱼、杂粮糕	胡萝卜虾肉糕	番茄菜花泥、小馒头
周六	娃娃菜鸡肉粥、山药小馒头、	米粉、香蕉泥	紫薯粥	胡萝卜猪肝羹、米粉
周日	西蓝花鳕鱼粥、小米粥	冬瓜鱼丸、蒸南瓜、发糕	蔬菜虾球、米粉	芝麻酱拌茄泥、鱼肉丸子

20. 贵的营养品就是好的吗

现在市场上各种保健品种类繁多，如果没有专业知识，盲目给孩子选择了不恰当的保健品，势必会打破营养平衡，给孩子带来更大的危害。虽然说现在很多父母不差钱，但是也不能因为广告的吹嘘而给孩子滥服保健品。例如，给孩子服用含有蜂王浆成分的保健品，一定程度上会引起内分泌失调以及造成孩子性早熟。也有不少父母在宝宝吃奶时期就冲调蛋白粉给宝宝喝，这会对宝宝的肾造成损伤。另外，如果一些父母忽略了所买儿童保健品的成分，而给孩子喂食了成分不明的保健品，如添加了防腐剂或某些化学品等，则会对孩子的身体健康造成很大影响，影响肾功能的正常运转。

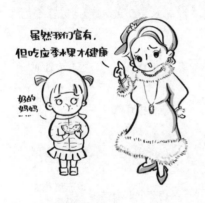

因此，我们建议，要尽量给孩子食用天然食品，均衡饮食，多吃应季水果、蔬菜。选择保健品要接受专业人员指导，避免服用成分不明的保健品。

21. 吃的越多，长得越好吗

盲目填塞可能会让宝宝横向发育，变成"胖宝宝"。儿童肥胖可能导致骨龄发育提前，骨骺线提前闭合，身高发育提前停止。此外，现在的油炸类快餐和垃圾食品横行，会使宝宝的饮食结构受到一定影响，致使部分孩子性发育提前，尽管现阶段身高在同年龄、同性别小孩之上，但实际骨龄会超过实际年龄很多，意味着孩子的身高增长有效期大大缩短，最终会提前停止长高。因此，妈妈们要给宝宝科学喂养，合理营养，而不是一味地进补。

22. 补钙可以食补吗？用不用额外口服钙剂

牛奶、酸奶、奶酪、虾皮、海带、牡蛎、豆腐、甘蓝菜、花椰菜、白菜、油菜等都富含钙元素。妈妈们可以留意所吃食物含钙量，如果宝宝可以从饮食中正常获取足够的钙，便无需额外补钙，每日补充维生素 D 促进钙吸收和骨骼发育即可。母乳中的钙含量比牛奶低，但钙磷比适当，为 2∶1，有利于钙的吸收。因此，纯母乳喂养能够满足 6 月龄以内婴儿所需要的全部液体、能量和营养素；6 ～ 12 个月宝宝建议根据每日进食母乳或其他乳类量，结合宝宝是否有缺钙的表现来决定是否需要额外补钙（每日额外补钙量为 150mg），1 ～ 3 岁宝宝建议每日额外补钙量为 300mg（元素钙）。

23. "饭前喝汤，苗条健康"也适用于婴幼儿吗

不能一概而论，需要针对个体有所调整。对于粗壮型的儿童，喝汤可以占据一部分胃容量，减少食物的摄入，但是本来就是苗条型儿童，可能喝完汤就什么也吃不下了，反而影响营养的摄入。还特别要提醒的是，想靠喝汤抑制食欲，仅限于低热量的汤，比如菜汤、清汤、稀粥汤。至于猪蹄汤、奶油浓汤等，就别指望能减肥了。

第 8 章

心理健康与
体格发育

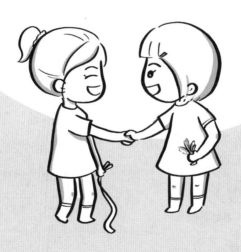

1. 孩子总是不开心，会影响体格发育吗

几乎所有家长都知道，营养不良、睡眠不足会影响孩子体格生长，那么心情不好对体格生长有影响吗？答案是有影响。人体是一个精密又复杂的有机整体，心理与生理有着千丝万缕的联系。健康的心理同良好的营养一样，也是孩子生长发育的必要条件。如果孩子总是闷闷不乐、心情不好，会影响身高、体重的增长，尤其在生长发育快速发展的阶段——婴儿期和青春前期。

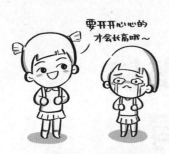

2. 心理因素如何影响孩子的体格发育

心理因素主要通过两方面影响孩子体格发育。

一方面，不良情绪和心理压力会影响孩子的内分泌系统，即下丘脑-垂体-生长激素-胰岛素样生长因子轴，导致垂体激素调节能力下降，生长激素分泌减少，皮质醇分泌增加，降低骨骼无机盐含量，降低激素活性，抑制骨骼生长。

另一方面，不良情绪和心理压力也可通过睡眠、食欲、疾病

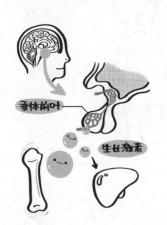

等途径间接影响孩子的身高和体重。例如，心理压力或心理问题可引起睡眠质量差、食欲不振、抵抗力低下等，进而阻碍孩子的体格发育。

3. 缺乏父母关爱会对孩子的体格发育有哪些影响

父母的关爱，尤其是母爱，是婴幼儿健康成长的基础。母亲对孩子充满爱意的抚摸、拥抱和及时的回应性照料是孩子心理发展的动力来源，而缺乏母爱会导致孩子生长迟滞（指儿童的体格生长落后于同年龄同性别儿童），还可能令孩子出现心理发育延迟、多动、人际关系不协调等异常行为。

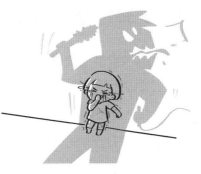

4. 孩子心理健康的标准有哪些

孩子心理健康一般从以下三个方面进行评价：

（1）心理和环境保持一致。如孩子能较快适应新环境，与他人友好相处；知道什么事情自己能做，什么事情自己不能做；对在游戏、学习中取得的进步感到高兴、有价值感。

（2）认知、情感和意志的和谐。思维逻辑清楚，能够完成与年龄相应的学习任务；遇到高兴或不高兴的事情时，情绪反应的时间和强度适当，不会因为一件小事长时间过度伤心或过度高兴；能够根据所处环境，对自己的行为进行自我调节和控制。

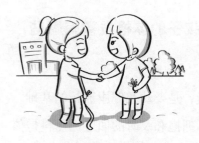

（3）社会功能良好。与父母、同学、老师等周围人关系融洽，会结交新朋友。在交往过程中能与人平等、友好、和谐地相处。

5. 孩子的心理压力来源有哪些

心理压力是个体在生活适应过程中的一种身心紧张状态，主要源于环境要求与自身应对能力不平衡，过度的压力可影响儿童身心健康。

0～6岁孩子的心理压力主要包括：

（1）家庭：家庭矛盾，如家人经常吵架或冷战、父母离异；父母工作太忙或失业；没有心理准备的亲子分离；家长对孩子过高的期望或不合理的评价；打骂、体罚、强迫、恐吓等管教方式；家人偏心；家庭经济条件差；家人悲观、消极情绪；家人重病、意外或死亡等。

（2）幼儿园：入学、入托等新环境的适应；老师的评价；与同伴的关系，如孩子不能妥善解决与同伴的矛盾；受到同龄或大孩子的欺负、威胁或恐吓等。

（3）其他：一些重大或负面生活事件，如断奶、孩子生病住院、受到意外伤害、看到暴力恐怖的镜头或画面等。

6. 如何建立安全的亲子依恋关系

安全依恋是一种健康的依恋模式。婴儿与依恋对象之间的互动是未来所有亲密关系的基础，并贯穿于儿童期、青少年期以及成人期。从出生到3岁是亲子依恋形成的重要阶段。为了促进建立安全型依恋关系，在宝宝出生后，母亲要及时调整自己的心理状态，及时满足孩子的生理和心理需求。多陪伴在孩子身边，细心观察、揣摩和理解孩子的各种反应和表现，以便及时、准确地满足孩子的各种需要。另外，研究显示，母亲童年时安全的亲子依恋经历有助于孩子建立安全的亲子关系。

7. 如何营造良好的家庭氛围

家庭成员之间互相尊重、信任和关心，是良好家庭氛围的基础，能让孩子在家庭中感受到家人的关爱和家庭的温暖。父母应做到以下几点：

（1）情绪稳定、乐观，自觉管理负面情绪，尽量减少将不良情绪传递给孩子。

（2）以身作则，身教重于言传，要求孩子做到的，首先自己做好榜样。

（3）尊重孩子的独立人格，多站在孩子的角度去考虑问题，减少与孩子之间的矛盾。

8. 如何做到高质量、有效的陪伴

当孩子不需要陪伴时，家长的陪伴可能是一种打扰；当孩子需要陪伴时，家长的陪伴才是必要和有效的。这时，家长应全身心投入地陪伴，让孩子感受到自己是重要和被爱的，避免在陪伴孩子时心不在焉，敷衍孩子的提问和忽视孩子的感受。高质量、有效的陪伴可以培养孩子乐观向上、积

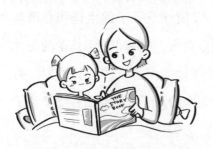

极探索的品质，让家长更加了解自己孩子的心理状态、学习情况和兴趣爱好等，还能及时发现问题进行引导和干预。

9. 新生儿期心理保健，家长应该怎么做

新生儿期最关键的是及时满足宝宝的各种需求，帮助宝宝建立安全感，家长应做到以下几点：

（1）尽量母乳喂养、按需哺乳，可促进亲子依恋关系的建立。

（2）积极回应宝宝的需求，如拉了、尿了及时更换尿布，饿了及时喂哺，哭了及时安抚情绪，让宝宝感到自己是被爱的和安全的。

（3）多与宝宝微笑、说话、爱抚和拥抱等。

（4）给宝宝抚触，听悦耳的铃声和音乐，帮助宝宝活

动四肢、进行俯卧练习等，促进宝宝神经心理发育。

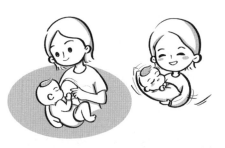

10. 婴儿期心理保健，家长应该怎么做

0～1岁为婴儿期，是儿童神经心理发育迅速的阶段，孩子逐渐学会咿呀学语，蹒跚走路。在给孩子安全感的基础上，这个阶段应注意加强感觉、语言和运动的训练，促进孩子神经心理发育。

（1）父母多陪伴和关注孩子，用拥抱、抚摸、亲吻等表达关爱，温柔的皮肤接触会使孩子感到安全，缓解不良情绪，有利于孩子身心健康。

（2）让孩子用手感受不同物体的质地、温度，让孩子用眼追随物体，看不同颜色、形状的物体，促进儿童感知觉发展。

（3）营造丰富的语言环境，多与孩子说话，模仿和鼓励孩子发音，经常叫孩子名字，教孩子认识家中常见物品的名称等，不断增加孩子对语言的理解能力。

（4）帮助孩子按照俯卧、抬头、翻身、坐、爬、站、走的顺序有计划地进行躯干和四肢的大运动训练；提供可以抓握、敲打、捏取的各种玩具或物品，促进孩子手部精细动作和手眼协调能力发展。

（5）帮助孩子识别他人的不同表情；当孩子出现生气、厌烦、不愉快等负面情绪时，转移其注意力；受到挫折时给予鼓励和支持。

11. 1～2岁儿童心理保健，家长应该怎么做

1～2岁儿童的运动、语言、思维、情绪都迅速发展，与同伴的交往增加，逐渐出现自主性或独立性，有自己的想法。

（1）断奶是这个阶段宝宝遇到的重大事件，断奶前做好辅食添加、心理铺垫等准备工作，减少因断奶给孩子带来的不良刺激。

（2）家人对待孩子的养育态度和行为要一致，在安全的前提下，给予孩子探索环境、表达情绪、自主做事的机会，对孩子的努力给予肯定和赞扬。

（3）多给孩子讲故事、说儿歌，教孩子认识书中图画和身边事物，理解指令，不断扩大孩子的词汇量，鼓励和肯定孩子用语言表达需求和简单对话，促进语言发展。

（4）培养孩子生活自理能力，如用杯子喝水、用勺子吃饭、示意大小便等。

12. 2～3岁儿童心理保健，家长应该怎么做

2～3岁时，儿童自主性逐渐增强，会用"我"，把自己

当作主体来认识，进入"第一反抗期"，家长会感觉孩子没有以前听话了。家长应注意：

（1）在孩子不听话时，不要采取吓唬的方法，恐吓会使孩子对周围事物产生错误的观念，安全感下降。

（2）对儿童的情绪和行为给予恰当的评价，帮助孩子建立正确的自我评价。

（3）提供与小朋友玩耍的机会，鼓励孩子发展同伴关系，学习轮流、等待、合作、互助和分享，培养儿童良好的个性品质。

（4）鼓励孩子做一些简单的家务活动，如收拾玩具、扫地、帮忙拿东西等，促进自信心的发展，激发参与热情。

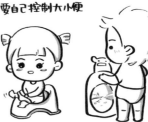

要自己控制大小便

（5）逐步培养规律的生活习惯，学习自己洗手、吃饭、穿衣、大小便等生活技能。

13. 3~4岁儿童心理保健，家长应该怎么做

3~4岁阶段，孩子与同龄儿童交往增加，大部分孩子开始入园集体生活，家长的主要任务是帮助孩子顺利渡过分离焦虑期，适应幼儿园的集体生活。

（1）鼓励孩子与同龄儿童接触玩耍，减少对父母的依恋程度，关注孩子的分离焦虑情绪，给予更多的理解和关爱，引导适当的表达，缓解不安和焦虑情绪。

（2）帮助孩子逐渐适应集体环境，教孩子遵守幼儿园的相关规定，学会如何与老师、小朋友相处。

（3）通过游戏促进儿童智力的发展，同时在游戏中逐渐学会感知他人的情绪，控制自己的情绪和行为。

（4）鼓励孩子探索新事物，在保证安全的前提下，不要过度限制儿童的探索行为，培养儿童积极、自主的个性品质。

（5）利用绘本图书或洗澡等时机帮助孩子正确认识性别差异，做好性启蒙教育。

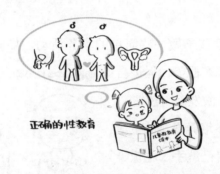

正确的性教育

14. 4～5岁儿童心理保健，家长应该怎么做

家长要采用适当的方式促进孩子健康发展。

（1）促进智力发展：根据儿童的心理发展特点，有针对性地教育和培养孩子，学习应以游戏方式为主，鼓励孩子接触自然和社会。

（2）促进社会交往能力的发展：教给孩子适宜的交往方式和基本的社会规则，鼓励孩子在交往中采用适当的方式表达自己的意见，解决矛盾和问题，积极引导孩子建立平等、融洽的同伴关系。

（3）重视儿童意志品质的培养。当孩子遇到困难时，引导和鼓励孩子向着预定的目标前进，有意识地培养孩子行为的目的性和坚韧性。当孩子达到预定目标时，要及时肯定和表扬。

（4）给孩子创造民主、和睦的家庭氛围，注重父母言传身教的作用。

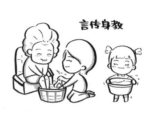

（5）及时鼓励孩子良好的行为，及时纠正不良行为表现。

15. 5～6岁儿童心理保健，家长应该怎么做

（1）继续促进孩子智力发展。鼓励孩子仔细观察周围事物及其相互关系，促进有意注意的发展。多与孩子交流幼儿园及周围发生的事情，积极回答儿童提出的问题。

（2）继续促进孩子社会交往能力的发展。让孩子逐渐学会了解他人的感受和需求，懂得与人相处所需的宽容、谦让、共享与合作，同情、关心和帮助他人。

（3）重视孩子意志品质的培养。让儿童在活动中自己感受困难，适度、适量体验挫折，并为克服困难做出努力，培养其坚持和忍耐的品质。

（4）给孩子创造民主、和睦的家庭氛围。

（5）鼓励孩子良好的行为，纠正不良行为，使孩子的

行为逐渐符合社会要求。

（6）为孩子顺利进入小学做好准备。入学前激发孩子入学的愿望，帮助孩子了解小学的生活规律和学习环境，培养良好的生活和学习习惯。

16. 孩子出现哪些表现，要警惕心理问题

（1）情感反应的强烈程度、持续时间与所处的环境不符，如情绪极不稳定、容易生气、大发脾气，持续存在的焦虑、恐惧、抑郁等。

（2）日常行为出现较大改变，或持续存在强迫等行为，如平时爱干净整洁的孩子突然不注重仪表，蓬头垢面等。

（3）适应新环境困难，不能适应环境，不能和周围人和谐相处，不能在特定的环境适度控制自己的行为。

（4）出现一些躯体症状，如心悸、头痛、腹痛等，反复就医无效。

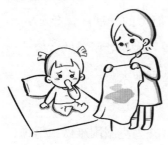

（5）在经历重大生活事件后，出现强烈的恐惧、无助、反复噩梦，或出现行为倒退，如已能控制大小便的年长儿童尿床或尿裤子。

17. 孩子常见的行为问题有哪些

行为问题是指儿童发育过程中，出现某些偏离正常的习

惯和行为，大多具有重复刻板的行为特点，可表现为一些反复、无目的、无意识的动作或行为，可伴有相应的心理问题。

行为问题可以分为三类：

（1）生理功能方面：挑食、偏食、遗尿、遗粪、多梦、梦魇、睡眠不安等。

（2）社会行为方面：吸吮手指、咬指甲、说谎、逃学、攻击行为、退缩行为等。

（3）个性相关方面：过分敏感、过分害羞、情绪波动大、好发脾气、嫉妒心强等。

行为问题的背后常常隐藏着情绪问题，家庭环境和父母养育方式是重要的影响因素。对于行为问题的干预，不仅要针对行为问题本身来分析，更重要的是分析和寻找行为问题背后的原因，针对原因进行干预，同时借助老师、同伴、社区等力量共同帮助孩子。

18. 生了二胎，老大会有哪些变化，父母应该怎么做

二胎政策开放后，越来越多的家庭生了二胎。伴随着弟弟或妹妹的出生，老大可能出现某种程度的情绪紊乱，表现为对弟弟或妹妹的竞争或嫉妒。一般来

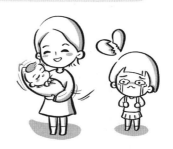

讲，在孩子 2 ~ 4 岁时更容易出现这种情况，老大可出现退化行为（如尿床、吸吮手指）、情绪问题（乱发脾气、焦躁），行为问题（哭闹、打人）等。

父母要注意老大的心理变化，及时识别和引导老大的不良反应。

（1）父母要多陪伴老大，不要因为二胎的出生而减少了与老大的交流互动。

（2）父母可逐渐帮助老大和弟妹建立和培养情感。

（3）对于老大的退化行为和多动、发脾气等行为问题采取忽视的态度，不要严厉批评和惩罚。

（4）可根据情况求助专业人员进行心理治疗和游戏治疗。

19. 如何帮助幼儿管理情绪

进入幼儿阶段，孩子常常会出现大哭大闹、乱发脾气的现象，被称为"糟糕的两岁（terrible two）"。这个时候需要父母用心去引导和帮助孩子管理情绪。

首先要让孩子理解情绪，理解自己的情绪能使孩子更好地控制情绪，并对他们的情绪感知更加敏感。家长在日常生活中应注意描述和接纳孩子的情绪。还可以借助表情图片和情绪绘

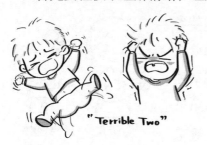

本，用简明、形象的图片和故事，帮助孩子认识和理解不同的情绪。其次，引导和鼓励孩子主动说出自己的情绪感受，并且教孩子恰当地发泄情绪。理解和调控自己的情绪有助于提高孩子的社会能力，发展与他人相处的能力。

20. 孩子总是吸吮手指该怎么办

吸吮手指是指儿童自主或不自主地反复吸吮拇指和食指等行为。婴儿吸吮手指是正常的行为现象，是这个时期用口探索世界的一种表现。如果孩子超过一岁，甚至到学前期和学龄期仍然吸吮手指，就是一种行为问题了，要考虑孩子有紧张、焦虑等不良情绪，吸吮手指是为了缓解焦虑、自我安抚，如果不是情绪问题导致，就需要检查有无发育落后。

一般采取综合性干预的方法。

（1）对于婴幼儿，要定时喂养，让孩子吃饱，避免因为饥饿而吸吮手指。

（2）在孩子吸吮手指时，可以让孩子做一些需要用手指的游戏活动，比如搭积木，拼图等。

（3）加强亲子交流互动，父母应给孩子提供充足的适合孩子年龄阶段和发育水平的玩具，多花时间陪伴孩子游戏玩耍，多关心孩子的情绪变化，给予安抚和支持。

（4）如果吸吮手指的行为比

较顽固，也可以同时采取行为矫正的方法，在孩子没有吸吮手指的时候正面肯定孩子，在孩子吸吮手指时采取漠视的态度，不要过度强调甚至斥责孩子。

21. 孩子总是咬指甲该怎么办

咬指甲是儿童期常见的不良习惯性行为，表现为儿童反复咬指甲或指甲周围的皮肤，甚至咬脚趾甲。咬指甲的程度轻重不一，多数情况不严重，但常因咬指甲而使其指甲顶端凹凸不平，不能覆盖指端。一些孩子因反复咬指甲使手指受伤或感染。一般发生于 3～6 岁，与孩子心理紧张、情绪不稳有关。

父母要及时消除可能引起孩子情绪紧张和焦虑的诱因，给孩子创造一个宽松的学习和生活环境，不要打骂训斥，不要过于焦虑，过度的阻止反而会强化其行为。对于婴幼儿可以采取转移注意力的方法，不要强行制止；对年龄较大的孩子，多引导其与别的小朋友一起玩耍，参加一些感兴趣的活动，减少咬指甲的机会，也可尝试行为治疗。

22. 孩子有"习惯性摩擦综合征"该怎么办

习惯性摩擦综合征是指小儿发生摩擦会阴部（外生殖器）的习惯性动作。最早在半岁时即可发生，多发生于 2 岁以后，女孩较男孩多见。婴幼儿期双腿交叉，幼儿期则双腿骑跨于椅子等物体上摩擦，伴有双颊泛红、两眼凝视、微微出汗、打断后不满或发脾气等表现。

一般采取综合性干预的方法。

（1）家长首先要有一个正确的认知，不要将这种行为贴上"肮脏、下流"的标签，这只是儿童一种较常见的行为问题，应采取忽视的态度，不要责骂、羞辱。

（2）消除诱因，不给孩子穿紧身内衣裤，保持会阴部清洁卫生，避免孩子因为会阴部瘙痒等刺激去抓挠，如果发现会阴部的湿疹、炎症、蛲虫等要积极治疗。

（3）此行为多发生于睡前，减少孩子清醒时在床上的时间，可让孩子白天多活动，劳累后会更快入睡。

（4）家长要减少对孩子的不良暗示，在孩子没有出现这种行为时不要说"今天不许再那样做，知道不知道"，在出现这种行为之前要转移孩子的注意力，如果已经出现了就不要大惊小怪了。

23. 孩子不听话，应该怎么管教

孩子不听话，打一顿就好了，打哭了怎么办，再哄哄就好了。打孩子似乎立竿见影，简单有效。但是众多研究都证实这种暴力的管教方式对孩子的负面影响是深远甚至终身的。那么应该如何管教孩子呢？

（1）选择不打孩子。当情绪失控时，家人应相互提醒和监督。

（2）学习儿童发展相关知识。如果知道孩子在什么年龄能真正理解什么，知道他们如何处理信息，就会知道什么时候管教是必须的，什么时候最好的方式是选择忽略孩子的一些行为。

（3）尝试多种技巧，找到适合的方式。

自然结局。这种方式的根本是让结局比较轻微的事情自然发生。比如，孩子把玩具扔在外面了，玩具可能会丢失或者毁坏。

逻辑结局。这种方式适用于结局很严重的事情。告诉孩子如果继续不好的行为，将会发生什么严重的后果。

转移注意力。对于婴幼儿和学前儿童来说，转移注意力是一个有效的方式。让他们从一件他们想做的但是不适当的事情转移到一些适当的事情上。

积极管教。把孩子的错误行为当作教孩子新行为的机会。把"你不能这样做"替换成"你不如这样做"，并且亲身示范，树立榜样。

奖励机制。这是其他方法的补充。在恰当的时候表扬孩子好的行为，加强孩子对于好行为的持续。

得分机制。好行为得分，不好的行为减分。累积多少分可以换取奖励，或者低于多少分要失去某种特权（比如不能看动画片）。

尝试把以上方法联合起来用，或者创造出对你和孩子有效的其他方法。

（4）回顾结果，调整方式。回忆孩子最近的行为，思考哪些方法有效，哪些无效，进行调整。

（5）保持冷静。在行动前要思考，尽最大的努力不对孩子吼叫，不要动手。

24. 情绪障碍有哪些？对孩子有什么影响

儿童的情绪障碍以焦虑、恐惧、强迫、抑郁等症状为主要表现。由于儿童的心理、生理发育和年龄特点，情绪障碍表现不像成人那样典型，容易被家长忽视。

情绪障碍会影响孩子的睡眠、饮食、健康等，长期的情绪障碍会阻碍孩子的正常生长发育。有情绪障碍的孩子容易与同伴发生矛盾冲突，容易被同学和朋友孤立，难以融入集体，出现社会适应问题。如果情绪障碍得不到及时治疗，问题可持续到成年。

25. 如何应对幼儿的入园分离焦虑

分离焦虑是指儿童与其依恋对象分离时所表现出来的焦虑情绪，是幼儿社会化过程中的适应性反应。主要表现为孩子与主要依恋人分离后表现出明显的焦虑情绪和行为反应，如哭闹、发脾气、抓住亲人不放等。其中，幼儿刚上幼儿园时出现入园分离焦虑最为常见。

家长应多抚摸拥抱孩子，多与孩子沟通交流，帮助孩子适应新环境。在孩子入园前，可以通过讲故事、阅读绘本的方式让孩子提前了解幼儿园生活，入园后给孩子介绍认识园里的老师，也可以让孩子带一个喜欢的玩偶作为陪伴，在离开前对孩子温柔地说放学后就来接他，并且按照约定做到。

26. 孩子出现哪些表现，要警惕儿童抑郁症

儿童抑郁症是以情绪抑郁为主要临床特征的疾病。由于认知水平有限，患儿在临床表现上具有较多的隐匿症状，不像成人抑郁患者那样产生诸如罪恶感、自责等情感体验。此外，不同年龄阶段的临床表现也有所差异。

婴儿期抑郁症：主要因为婴儿与父母分离所致，表现为不停啼哭、易激动、四处寻找父母、退缩、对环境没有兴趣、睡眠减少、食欲下降、体重减轻。当与父母重新团聚后，这种症状可以消失，也称为婴儿依恋性抑郁症。

学前期抑郁症：儿童由于语言和认知能力尚未完全发展，对情绪体验的语言描述缺乏，往往表现为对游戏没兴趣、不爱玩、缺乏好奇和探索欲、食欲改变、睡眠减少、哭泣、退缩、活动减少。

儿童抑郁可表现出很多心理症状（包括恐惧和分离焦虑）和躯体症状（如腹痛、头痛），抑郁经常被躯体症状所掩盖。

第 9 章

中医与生长发育

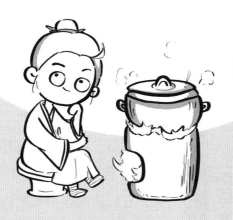

1. 中医如何论述儿童生长发育

中医认为儿童的生长发育与肾、脾、肝、心关系密切。早在《黄帝内经·素问·上古天真论》中就有记载："女子七岁，肾气盛，齿更发长。二七，而天癸至，任脉通，太冲脉盛，月事以时下，故有子。……丈夫八岁，肾气实，发长齿更。二八，肾气盛，天癸至，精气溢泻，阴阳和，故能有子。"肾为"先天之本"，人体的生长有赖于肾精的填髓与充养，肾主骨生髓，促进生长，如肾中精气不足，可导致生殖发育不良、生殖功能低下、生长发育迟缓。脾为"后天之本"，运化水谷，即是对饮食物的消化和吸收，儿童生长发育所需营养全赖脾之水谷精微吸收运化与气血供给，如果后天喂养不当或者其他问题，造成脾运化功能失调，五脏失养，就会导致生长发育缓慢。肝经与任、冲、督脉交会，影响性发育与月经来潮。心主血脉，心血不足，脑髓失充，心不守舍，孩子就会出现睡眠差，睡不安稳，影响夜间生长激素分泌。也就是说，儿童营养主要与脾胃有关，青春期发育、生长激素与肝肾有关，睡眠主要与心有关，它们共同作用相互协调，共同完成人体的生长发育过程。

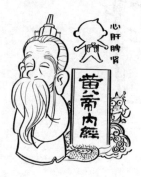

2. 中医如何区分孩子的不同体质

中医把儿童体质分为正常质、阴虚燥热质、阳虚迟冷质、脾胃虚弱质、痰湿腻滞质等。临床上需要医生根据具体情况评估，通过对每项症状赋予一定分值，最终计算总分值，从而评估儿童偏于哪种中医体质特点，以此设定综合干预方案。

中医一般会从表 9-1 中所列方面来判断孩子的体质：

表 9-1　儿童体质辨识表

体质辨识项	临床表现
精神	平和、不振、躁动
面色	红润、萎黄、皓白、红赤
口唇	红润、干红、色淡
舌质	淡红、淡、舌尖红赤、舌体胖大
舌苔	薄白、白腻、薄黄、苔少或花剥
咽部	正常、色淡、红
汗出	无、汗出（白天、动则汗出）、汗出（夜汗）
奶食	正常、纳少、乳母偏胖、平素多食、肥甘厚味
睡眠	正常、入睡困难或睡中易惊
小便	正常、色黄、清长或夜尿多
大便	正常、偏干、偏稀或干稀不调、臭秽
体态	正常、偏瘦、偏胖

3. 什么体质的孩子生长发育会减慢

儿童体质是先天因素和后天因素长期影响下形成的个体特征，合理的体质分类有助于发现儿童生长发育的规律，促进儿童健康发育。中医根据小儿"肝常有余，脾常不足，心常有余，肾常虚，肺脏尤娇"的生理特点，临床上常常将儿童体质分为正常质、气虚质、阴虚燥热质等体质，每类体质都有其特有的生理、病理特点。根据体质的不同，给予推拿、药膳等方面的调理，从而减少疾病的发生。

一般来说，阴虚燥热质的孩子生长速度较同龄儿童慢。阴虚燥热体质的孩子主要表现为体型偏瘦或瘦矮，怕热，盗汗，口渴，饮食喜凉，手足心热，面色潮红，少寐或夜寐多梦，大便干结，小便黄，性格急躁易怒等。阴虚质的孩子也容易出现性早熟、骺线早期闭合等问题。

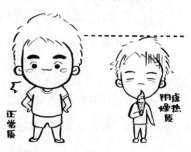

4. 中医按摩穴位的方法能促进儿童体格发育吗

中医认为肾主骨，儿童体格的发育首先需要骨骼健康发育，而骨骼的健康发育取决于肾气是否充盛。人体里有很多穴位，其中就有可以有效帮助增高的穴位，通过对特定穴位的按摩以及经络的推拿，便可有效增强经络的运行以及全身气血的疏通，使各穴道内的神经得到刺激，从而促进人体相应腺体的激素分泌，明显增强内脏的功能，使脑部垂体分泌生长激素的功能得到提高，促使新陈代谢，并有利于骨骼发育，最终达到增高的功效。例如颈部穴位：印堂、上星、百会、率谷、风池、大椎；胸腹部穴位：膻中、中脘、气海；腿部穴位：风市、血海、膝眼、足三里、委中、承山、悬钟、三阴交、解溪、侠溪、涌泉。按摩的方法：两手拇指按在穴上，按压约 36 秒，然后不松劲，接着按顺时针方向揉9 次，逆时针方向揉 9 次，再重复一遍，共 36 次。

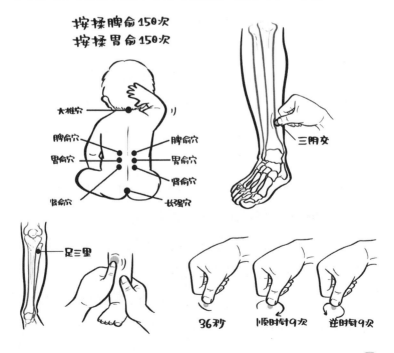

按揉脾俞150次
按揉胃俞150次

大椎穴
脾俞穴　脾俞穴
胃俞穴　胃俞穴
肾俞穴
肾俞穴　长强穴

三阴交

足三里

36秒　顺时针9次　逆时针9次

5. 食疗能促进儿童骨骼发育吗

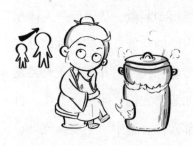

食疗，就是在中医理论指导下，利用食物偏性来调理体质与人体阴阳。采用可以作为食物的中药制备膳食，不仅味美，而且具有治疗作用，对儿童来说，是非常实用的促进骨骼发育的方法。中医认为，骨生长发育与"肝、脾、肾"关系密切，所以在儿童生长的高峰期，适量给孩子做补肾养肝健脾的药膳，可以促进孩子长高。下面给大家推荐几个常用的食疗方。

（1）山楂乌梅排骨汤。食材：排骨 350 克，鲜淮山 150 克，乌梅酱、山楂酱、红糖、食盐、生抽适量。做法：①排骨改刀成 5 厘米的段，凉水入锅焯去血水，捞出备用。②冰糖小火炒化成糖浆，加入凉水煮至冰糖完全融化，糖色水就做好了。③锅中放底油，下葱姜蒜炒香再下入排骨，加料酒、酱油、糖色水和开水，再放入乌梅干、山楂干、大料盒，烧开转小火炖煮 40 分钟。④收好汤汁，加入盐、胡椒粉、鸡精调味后，装盘撒入熟芝麻即可。

功效：山楂乌梅搭配排骨，能补虚健脾，特别适合食欲不佳、形体瘦弱、体重难增的儿童。

（2）茯苓糕。食材：茯苓 50 克，面粉 250 克。做法：①把茯苓烘干，打成粉，与面粉混匀。②加入发酵粉，用清水揉成面团发酵，发好后制成5厘米见方一块的糕状。③把茯苓糕上笼用武火大气蒸熟即成。

功效：开胃、健脾、益气、强壮身体。

（3）黄芪五味子猪肝汤。食材：黄芪10克，五味子3克，猪肝50克，猪腿骨（连骨髓）300克。做法：①猪腿骨用清水洗净，打碎，与黄芪、五味子一起放进砂锅内。②加适量清水，先用旺火煮沸后，改为文火煮1小时。③再滤去骨渣和药渣，将猪肝用清水洗净，切成片后放进已煮好的猪骨汤内煮熟，加进味料调味，待温时吃猪肝喝汤。

功效：猪肝中含有多种人体所需微量元素和多种维生素，猪腿骨也含有钙、磷、镁、铁、钾等多种无机元素，配以黄芪、五味子，有利于蛋白质、钙、磷等成分的吸收，对小儿长骨的发育十分有利。

（4）三七炖鸡。食材：鸡肉200克，三七3克（需浸泡6小时），红枣10只（去核），龙眼肉一汤匙，精盐适量，开水四杯。做法：①光鸡放入开水中，高火3分钟，取出洗净。②枣去核洗净，桂圆肉洗净。③鸡、三七、红枣、龙眼肉放入器皿内，加入开水4杯或适量，中火40分钟。④食用时放适量精盐即可。

功效：补脾肾，益气血。

需要注意的是，小儿为"纯阳之体"，平素易于积食、生痰、上火，因此在药膳调理过程中需观察孩子的临床表现，要适时、适量，以调为主，因人而异。

6. 孩子便秘会影响体格发育吗

中医认为，儿童功能性便秘主要归因于饮食不调、素食内积化热，或复感外邪等。病机主要是脾胃升降功能失常，大肠行气不畅，传导失司，从而致使糟粕内留。便秘轻则引起腹胀，食欲欠佳，饮食减少，从而影响营养素的摄入和吸收，最终影响生长发育。与此同时，燥屎内结日久，会耗伤津液，导致阴虚内热，而阴虚内热往往会促进骨骼的发育，造成骨龄提前，严重者甚至会引起早熟，最终影响孩子的身心发育。

7. 儿童便秘，中医怎么调理

针对便秘的儿童，首先注意饮食调整，同时可以时常用摩腹法来调和脾胃，降逆消导，补脾健胃。具体操作方法为：用掌或四指轻贴腹部，缓缓顺时针移行。如下图：

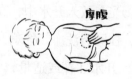

同时也可以采用一些食疗方。

（1）酥蜜粥。食材：酥油、蜂蜜各30克，大米100克。做法：将大米淘净，煮粥，待熟时调入蜂蜜、酥油，再煮一二沸即成，每日1剂，连续3～5天。

功效：补益气血，润肠通便。

（2）柏仁芝麻粥。食材：柏子仁 10 克，芝麻 15 克，大米 50 克。做法：将芝麻炒香研末备用，先将柏仁水煎取汁，加大米煮为稀粥，待熟时调入芝麻，再煮一二沸即可，每日 1 剂，连续 3 ~ 5 天。

功效：养阴润肠通便。

（3）蔗汁秋梨膏粥。食材：甘蔗汁 100 毫升，秋梨膏 50 毫升，大米 50 克。做法：将大米煮粥，待熟调入秋梨膏、甘蔗汁，再煮一二沸即成，每日 1 剂，连续 3 ~ 5 天。

功效：清热生津，润肠通便。

8. 阴虚燥热质的孩子该如何调理

阴虚燥热质调理方案。

饮食：可以选择梨、火龙果、猕猴桃、桑椹等食物，忌食温燥、辛辣、香浓食物。热性食物易上火，损耗阴液，如韭菜、羊肉、狗肉、桂圆、榴莲、辣椒、葱、蒜等。同时少食生冷之物，烹调时尽量少放调料，保持原汁原味，少吃煎炸、烧烤食物。

中药药膳：生地 6 克，薏苡仁 9 克，石斛 6 克，沙参 6 克，麦冬 6 克，山药 6 克，莲子肉 6 克。用法：熬水 40 分钟，每天喝两小杯。

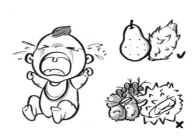

推拿按摩：

（1）三阴交

取穴：位于内踝尖上 3 寸，胫骨内侧面后缘。

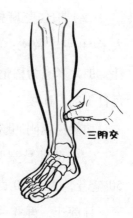

三阴交

操作：用拇指每次按压操作 10～15 分钟，两侧穴位同时操作，每日 2 次。

（2）太溪

取穴：位于足内侧，内踝高点与跟腱后缘连线的中点凹陷处。

操作：用拇指每次按压操作 10～15 分钟，两侧穴位同时操作，每日 2 次。

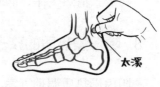

太溪

9. 不愿意吃饭的孩子可以用中药调理吗

孩子不愿意吃饭甚至厌食，一般是因为家长喂养不当。家长缺乏科学育儿的知识，让孩子饮食无节制，饥饱无度，进食杂乱，损伤脾胃；或者生病后没有及时调理，导致脾胃功能失调，进而形成胃不思饮食。长期有这样问题的孩子，就会出现营养不良，甚至疳积。

中医治疗一般以开胃运脾为主，根据具体的临床症状辨证论治，以和胃

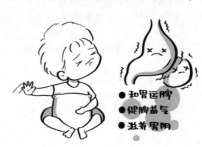

● 和胃运脾
● 健脾益气
● 滋养胃阴

运脾、健脾益气、滋养胃阴为主要治疗方法。

10. 孩子抵抗力差，易生病，影响体格发育，中药如何调理

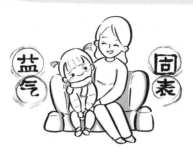

　　孩子的病理特点之一就是"发病容易，传变迅速"。儿童的脏腑娇嫩，形气未充，抵御疾病的能力未成熟完善，所以在同样的致病条件下较成人更容易生病。中医认为这和孩子脾胃功能失调及正气不足有关，其中包括孩子本身体质差，或者喂养不当导致营养失调，或其他疾病的影响等。主要还是肺脾肾气虚，卫外不固所导致，所以在调理上以健脾益气固表为主。

　　肺气虚，以玉屏风散为主方。主要方药：防风、黄芪、白术（炒），适用于汗多易感的儿童。

　　脾气虚，以参苓白术散为主方。主要方药：人参、白术、茯苓、甘草、白扁豆、薏苡仁、山药等，适用于大便稀溏，食少纳差的儿童。

　　除了中药调理之外，家长们平时也应注意儿童生活起居调护，如适时增减衣帽被，合理调节饮食等。

11. 孩子手心热，是什么原因

孩子手心热有以下几个原因：孩子的新陈代谢旺盛，血液循环加快，身体产热增多而需要通过体表散热，可感觉体温偏高及手心温度偏高，在发热时更明显。没有其他不适，可以是正常生理现象。

宝宝上火时，出现手心热、小便黄，属内火过剩。宝宝胃先天不足，易积食，有些父母为了给孩子补充营养，总是给孩子吃一些高脂肪、高蛋白质、高热量等不易消化的食物，从而进一步加重了脾胃负担，造成饮食停滞，积久化热，从而出现手足心热、腹部发热、腹胀等现象，这样的孩子还常伴有食欲不振、大便干结、舌苔红、口腔异味等症状，但一般测体温正常。

对于这种上火、食积内热的儿童，父母一定要注意让孩子合理饮食，少吃膨化食品，多吃新鲜水果、时令蔬菜、粗纤维食物，如豆制品、白木耳、黑木耳、小米、大麦、扁豆、黄瓜等，水果可选鸭梨、香蕉、大枣、猕猴桃等。上述食品均为甘寒、甘凉或甘平之品，甘酸而化阴，寒凉可治热，正好可补阴去内热。

针对这样的儿童，推荐以下既能滋阴又能调理脾胃的食疗方：百合竹叶粥：鲜百合 30 克，淡竹叶 5 克，大米 100 克，冰糖适量，先将大米煮粥，将熟时放入百合，煮熟，冰糖调味后食用。如无鲜百合，可用干百合粉 10 克，与米同煮粥亦可。

12. 孩子晚上入睡迟，睡不安稳，是老人常说的内热问题吗

不愿意睡觉、睡不安稳的孩子不仅会出现睡眠时烦躁、不安、哭闹、易惊醒的情况，还会伴有眼角红肿、嘴巴破、便秘、尿黄、口舌生疮等表现。出现这些问题多与家长喂养不当、不知节制饮食形成食积，或者给孩子穿过多的衣服等引起的内热体质有关。

一旦孩子出现这种情况，就要及时调理，给孩子多喝水，吃清淡易消化食物，多吃蔬菜和水果，如梨、火龙果等，少吃容易上火的食物，如龙眼、荔枝、榴莲等。

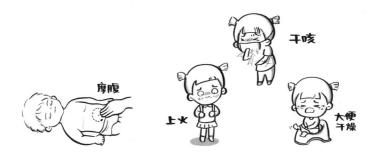

同时，可以给孩子做推拿治疗，为孩子的腹部进行顺时针按摩，加快胃肠蠕动，利于废物的排除，缓解大便干燥。切忌给孩子穿太多衣服，中医常说"若要小儿安，常受三分饥与寒"，指的就是说对于儿童的养育，要节制饮食，衣着要适当。

也可给孩子做药膳调理。

（1）莲子百合煲瘦肉。食材：莲子（去芯）15克，百合10克，瘦猪肉100克，盐适量。做法：用莲子（去芯）、百合、瘦猪肉，加水适量同煲，肉熟烂后用盐调味食用。

功效：清心润肺、益气安神。

（2）西洋参煲乌骨鸡。食材：西洋参3克，乌骨鸡1只（去毛和内脏），香菇6只发水擤干，陈皮5克，蜜枣3粒。做法：洗净后共同煲汤，1～1.5小时后加入适量食盐调味即成。

功效：益气养血，宁心安神。

（3）养心粥。食材：太子参5克，去子红枣5枚，麦冬、茯神各5克。做法：2 000毫升的水煎成500毫升，去渣后，与洗净的米和水共煮，米熟后加入红糖服用。功效：养气血安神。如果孩子内热症状明显，就需要用清热去火的中药调理了。

13. 孩子肥胖影响体格发育，中医有什么好的减肥方法

中医的减肥方法有很多，如按摩手法减肥、针刺减肥法、耳穴贴压减肥法、耳穴埋针减肥法、药物减肥法、食物减肥法、气功减肥法等，其中按摩手法减肥相比其他减肥方法，无痛苦，无副作用，儿童更易接受。

中医推拿方法如下。

（1）清肝经300次。

（2）清天河水 100 次。

（3）退六腑 100 次。

（4）按揉丰隆 150 次。

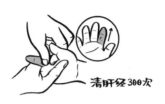

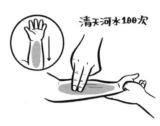

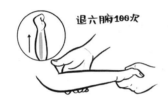

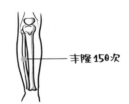

（5）揉天枢 150 次。

（6）按揉脾俞 150 次。

（7）按揉胃俞 150 次。

（8）推下七节骨 100 次。

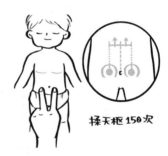

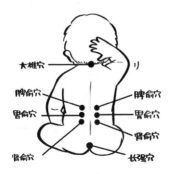

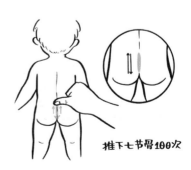

14. 孩子总是不知节制地吃东西，肚子很大，四肢很瘦，怎么调理

这种情况多属于中医所说的食积内热的情况，这种儿童胃强脾弱，喂养不当，饮食不节，食积日久，迁延失治，脾胃功能会受到严重损害，从而导致小儿营养吸收和生长发育障碍，形体日渐羸瘦。中医的调理方法如下。

（1）推拿疗法

推揉板门 100 次，清大肠 100 次，揉按中脘 100 次，分推腹阴阳 50 次，摩腹 2 分钟，揉按足三里 100 次，推下七节骨 100 次，推脊 10 次，捏脊 3~5次。乳食内积者，加掐四缝 10 次，拿肚角 3~5 次，或配合针刺四缝。脾虚夹积者，加补脾土 100 次，运水入土 100 次。

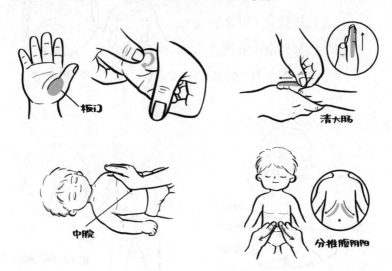

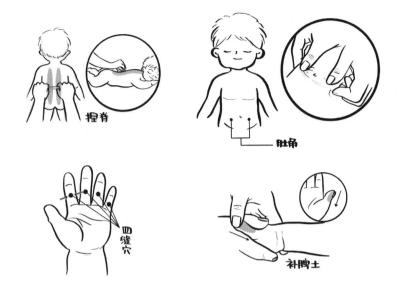

捏脊　　肚脐　　四缝穴　　补脾土

（2）饮食疗法

白萝卜 500 克，榨汁，煮沸后内服。每日 1 剂，分 2 次服。用于食肉过多而致的食积。

莱菔子 3 克，金橘 3 只。二味打碎入锅，水煎 20 分钟，取汁加白糖适量调味。每日数次，代茶饮。用于小儿食积兼有气滞者。

15. 孩子骨龄大，在家如何调理

中医学认为，儿童骨龄偏大多与阴虚火旺相关，既有先天不足，又有后天失调，因此通过滋补肝肾、清热养阴等中药调理，使机体保持阴阳平衡，利用滋阴清热干预其偏颇体质，能够起到一定的延缓骨龄的作用。且滋阴降火的中药在一定程度上可以缓解下丘脑 - 垂体 - 性腺轴功能的亢进，并减缓性早熟的发生发展，从而延缓骨龄。

这类儿童平时饮食应注意食用味甘、稍酸或稍咸，性平稍凉，具有滋阴降火、养阴清热作用的食物，如小米、玉米、绿豆、荞麦、荸荠、生梨、莲藕、葡萄、猕猴桃、鸭肉、牛奶、海参、蚌肉、银耳、金针菇以及山药、百合、桑椹、枸杞子、黑芝麻等。

也可以适当服用药膳调理，例如。

（1）淮药芝麻糊。食材：淮山药 15 克，黑芝麻 10 克，粳米 60 克，鲜牛奶 200 克，冰糖 20 克，玫瑰糖 6 克。做法：①粳米淘净，水泡约 1 小时，捞出沥干，文火炒香。②山药洗净后切成小颗粒，黑芝麻洗净沥干后炒香。③三物同入盆中，加入牛奶，清水调匀，磨细，滤去细茸，取浆液待用。④另取锅加入清水、冰糖，烧沸融化，糖汁放入锅内再次烧沸后，将粳米、山药、芝麻浆慢慢倒入锅内，不断搅动，加玫瑰糖搅拌成糊状，熟后起锅。

功效：早晚各服 1 小碗，滋阴补肾，益脾润肠。

（2）银耳鸡蛋羹。食材：银耳 5 克，鸡蛋一个，冰糖 10 克。做法：①银耳温水泡发半小时，发透后去蒂择净杂质，将其撕为片状，加水炖煮 2～3 小时，直至煮烂。②冰糖溶化，鸡蛋倒出蛋清，兑入清水少许，倒入冰糖汁搅匀。③将制好的鸡蛋冰糖汁倒入炖烂的银耳内，稍煮即可食用。

功效：养阴润肺，清热通便。

此外还有中药治疗基础方：醋龟甲 5 克，玄参 5 克，夏枯草5克，牡蛎10克，栀子5克，生地5克，知母5克，黄柏5克，牡丹皮5克。临床医生会根据孩子的具体情况酌情增减。

16. 孩子早产，现在体格发育缓慢，在家如何调理

早产低体重儿童属于中医所说的先天禀赋不足，用中药可以进行调理。中医认为此病的病因源于脾肾，旁责于心肝，脾肾两虚为主要病因。人体的生长有赖于肾精的生髓与充养，肾主骨生髓，促生长，若先天胎禀怯弱，肾精亏虚，骨髓生化乏源，肾气薄弱，骨之生长缓慢，则身材矮小；脾为"后天之本"，"气血生化之源"，小儿生长发育所需营养全赖脾之水谷精微吸收运化与气血供给，若后天饮食失节，或因疾病影响，脾之运化失常，气血不足，五脏失养，则生长发育缓慢；肝藏血，在体合筋，肝血充足，筋得其养，若肝血亏虚，筋骨失养，也可导致生长缓慢，身材矮小；心主血脉，若心血不足，脑髓失充，神不守舍，则夜寐不安，影响生长发育。

早产的儿童如果发育缓慢，应该在医生辨证指导下选择适当的进补方法，如采取不当的进补方法，反而会引起小儿过早发育，骨龄提前，不利于儿童生长发育。

儿童肾虚可以适当吃山药、韭菜、牡蛎、大虾、驴肉、

羊肉、鹌鹑、乳鸽等食物，同时加强户外锻炼，补充优质蛋白。

儿童补肾的药膳。

（1）山药牛肉：山药，牛肉，一同烹调，牛肉无论采取红烧或者清炖的方法均可，山药在出锅前半小时放入。

（2）鱼羊烩：就是将羊肉放入熬烂了的鲫鱼汤中，继续煲到羊肉烂了为止。吃时加芫荽、青蒜段、胡椒粉或者蒜蓉调味。

17. 家长总怕生长激素有副作用，中药有替代生长激素的作用吗

中药不可以代替生长激素，但是中药可以联合生长激素一起治疗。生长激素对因生长激素缺乏的矮小儿童有显著的增高疗效，是不可替代的；但其在改善儿童体重、饮食、睡眠等问题上没有辅助的效果。中医中药从调理脾胃功能入手，在身高增长与睡眠、运动、饮食、情绪调节等多方面，有独特的效果。在临床实际应用中，也证实生长激素与中药联用，比单用生长激素，增高疗效更显著。

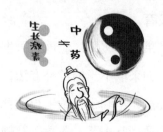

第 10 章

运动与生长发育

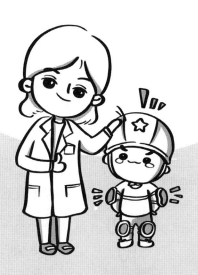

1. 提高儿童身体活动水平有诸多益处

0～6岁是儿童体格和认知的快速生长发育时期，也是良好生活习惯和健康生活方式形成的关键时期。儿童的运动形式主要包括日常活动、玩耍游戏、学习活动、体育锻炼等。0～6岁儿童的运动与其骨骼生长、心肺健康发育、动作和认知能力发展以及社会心理成熟等健康指标均密切相关，并且也持续影响着成年后乃至一生的健康。此阶段的儿童如果得不到充足的运动，不仅会影响食欲和睡眠，还有可能导致情绪低落、焦虑烦躁等心理健康问题。

大量研究证实，提高儿童的身体活动水平有诸多益处：

①降低青少年时期和成年期的肥胖风险；②更少的缺课天数；③更好的学业成绩；④更少的生病天数；⑤更少的医疗费用支出。

鉴于提高儿童身体活动水平有这么多的好处，希望家长能和孩子一起，增加运动时间，提高孩子的身体活动水平。

2. 科学运动促进儿童骨骼健康

运动可以通过改善骨骼内部结构的排列从而达到优化骨骼结构、促进骨骼生长的目的。另外，科学的运动还可以促进那些与骨骼健康密切相关的营养素，如钙元素在骨骼当中的沉积。

3. 运动与儿童健康体重的关系是什么

拥有健康体重与儿童的身体健康息息相关，营养与运动是保证儿童拥有健康体重的两个关键因素。儿童处于生长发育的关键时期，保证必要的能量摄入是非常重要的。然而，很多孩子由于能量摄入过多但运动缺乏，从而导致体重增长较快。想要保持健康体重，能量的摄入（饮食）与能量消耗（运动）两者需要达到动态的平衡。在保证儿童合理膳食的前提下，增加运动中的能量消耗是促进孩子达到健康体重的有效方法。

4. 儿童的运动有哪些主要原则

我国《0~6岁居家儿童运动指导建议》给出了儿童运动的几项基本原则。

（1）安全第一

0~6岁儿童由于好奇心强、天性好动的特点，通常是儿童伤害的高发年龄段。运动导致的常见伤害类型包括跌落、碰撞等。安排儿童运动时，必须将安全作为首要原则，创建安全环境和防范措施，运动时需成人看护，避免伤害。

（2）兴趣优先

儿童对活动的兴趣，是获得良好依从性、达到运动的健康效果的重要前提。因此，儿童活动安排，应遵循兴趣优先的原则，培养儿童对运动的兴趣，吸引儿童主动参与。主要表现为积极的游戏形式，以亲子互动游戏为主。

（3）方法得当

应在遵循儿童早期动作发育规律的基础上，以游戏为基本形式，以发展基本动作技能、锻炼心肺功能、增加肌肉力量和强健骨骼为主要目标，兼顾儿童大动作与精细动作能力的发育。强调结构化活动和非结构化活动相结合，活动的内容必须顾及儿童的年龄特点及个体差异，避免拔苗助长。这其中，结构化活动是根据儿童发展水平而制定的有教学目

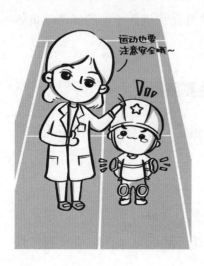

运动也要注意安全哦~

的，且有成人指导和组织的活动方式；非结构化活动是儿童自主选择和主导的，没有特定目的、形式的自由活动。

（4）适度适量

家长要考虑儿童运动的频率、持续时间与强度，运动要循序渐进、适度适量，

并考虑个体差异。保证充足的身体活动，以低中强度活动为主。中等强度活动是指让儿童心搏、呼吸加快，微微出汗为参考的活动强度。如发现小儿有大汗淋漓、面色苍白或绯红等情况，应及时减少活动量。过度疲劳反而会引起食欲减退，睡眠不安，情绪不愉快。

5. 究竟什么才算有益健康的运动

是不是所有的运动都有益健康呢？很多人都有这样的疑问。从运动科学的角度来说，运动有着三个最为主要的因素：运动方式、运动强度以及运动量。只有综合考虑了这三方面的因素，才可以说是有益健康的运动。

运动方式，举例说明，主要指我们是选择走路、跑步还是打篮球等。错误的运动方式往往意味着较高的风险。例如，体重较大的儿童不太适合长期进行跑步锻炼，年龄较小的孩子也不适合长时间在硬地上进行锻炼。在没有足够肌肉力量保证的前提下，长期大负荷的跑动很容易对下肢关节造成损伤。

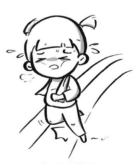

运动方式、强度及
运动量均要适宜

运动强度和运动量是科学健身中的关键环节，没有适宜的强度和运动量，一方面可能无法保证锻炼的效果，另一方面可能发生运动风险。强度一般使用心率进行监控，不同的健身目的有着不同的适宜心率区间，通常儿童在进行锻炼的时候，我们最好让孩子的心率上升与下降保持循序渐进，不要突然增大或者突然降低。运动量方面也要在一段时间内保持基本均等或缓慢增加，可以通过运动后观察孩子们的生理反应，来判断运动量是否合适。一个简单的判断孩子运动量是否合适的方法，就是看白天的运动会不会影响晚上的睡眠和第二天起床后的精神状态。如果孩子经过一夜的睡眠，精神状态反而有所下降，就要考虑是否存在运动过量。在运动之前，可以简单评估孩子是否选择了合适的运动方式、适宜的强度以及适当的运动量，三者缺一不可。

6. 0~1岁婴儿的运动建议

（1）建议每天以多种形式进行身体活动，尤其是互动式的地板游戏；不限制婴儿的每天活动总时间。

（2）对于尚不能自主行动的婴儿，可以在清醒时每天累计至少 30 分钟俯趴时间（tummy time）。对于会爬行的婴儿，鼓励多爬。

（3）最好在上、下午的清醒时间进行，每次 10~20 分钟，同时避免睡前 1 小时内剧烈活动。推荐活动有：俯卧够玩具、婴儿按摩操、亲子瑜伽、骑大马、追爬游戏、钻洞游戏等。

7. 1~3岁幼儿的运动建议

（1）以亲子互动游戏为主，每天间歇进行游戏活动，总时间达到 3 小时，其中以大运动锻炼为主的身体活动时间至少 60 分钟。大运动锻炼包括 1 岁以内宝宝的抬头、弯身、站立、爬行、行走等，1 岁以上宝宝的走路、跑步、跳跃、爬高、上下楼梯、投掷、骑车等。

（2）充满活力的身体活动应贯穿全天。以低中强度的身体活动为主，动、静游戏交替。推荐活动有绕障碍跑圈圈、追泡泡、小兔蹦蹦跳、接球游戏、韵律操、串珠子、搭积木等。

（3）此年龄段儿童缺乏危险意识，家长应注重游戏环境和游戏过程中的安全，**宜在保证安全的前提下，鼓励儿童进行跑、蹦跳、攀爬、投掷等运动。**

8. 3~6岁学前儿童的运动建议

3~6 岁学前阶段是儿童基本动作技能发展的重要时期，需要结合儿童的年龄特点和活动兴趣，有针对性地调整运动内容与形式，促进儿童的协调能力、平衡能力、灵敏性、身体各部位的力量等均衡发展。充分利用居家生活空间和环境条件，开展以徒手练习为主的、亲子共同参与的和增加运动能量消耗的各种运动游戏和亲子活动。

（1）应鼓励儿童积极参与游戏，包括自主游戏和亲子互动游戏，使之全天处于活跃状态。

（2）运动类型包括日常活动（如家务活动、整理玩具等）、玩耍游戏（包括移动类游戏、姿势控制、物体控制和肢体精细动作控制类游戏）。推荐活动，如障碍跑、抓人游戏、徒手操、金鸡独立、过独木桥、前滚翻、滚南瓜、小动物爬行、折纸、搭积木等。

（3）每天身体累计的活动总时间达到180分钟，其中中等强度的身体活动时间达到60分钟。

9. 不同锻炼项目的分类与特点

不同锻炼项目，身体使用的供能方式不同，对于儿童身体素质的要求也不同。速度力量型的需要速度素质与力量素质比较好，也就是爆发力比较好；耐力型的需要耐力素质比较好，即有氧能力比较好；综合性的则需要综合素质都比较好。孩子们在选择运动项目时应根据自身的特点和喜好，选择适合的运动项目。对于3~6岁的孩子来说，我们为其挑选运动项目时应遵循以下原则：

学前儿童的运动应以发展基本动作技能为核心目标，进行相关身体素质的练习比进行项目的技术练习重要。应该以儿童的兴趣作为选择的重要方面，不要集中于一项运动项目，应尽可能地探索不同的运动项目。

作为身体活动最基本的要素，行走、跑步、跳跃、投掷和踢等基本动作，是许多运动、竞技和身体组合动作的基础。3～6岁学前儿童正处于基本动作技能发展的关键时期，应通过尽可能丰富多样的运动体验来全面发展其基本动作技能。同时，还可以通过其在活动中的动作表现来发掘儿童的运动能力特点，并加以个性化引导。但此引导并非以培养单一运动特长为目的，而是通过良好的动作技能使儿童从运动中体验到自身能力，增强其参与的信心与兴趣。因此，良好的基本动作技能可为其将来运动技能的发展提供更大潜能，有助于其身体活动水平的提高和长期运动习惯的形成。

10. 哪些运动项目有助于生长发育

说到哪些项目有助于生长发育，各位家长可能都非常关心。科学运动对孩子的身心健康均有好处，长期坚持规律运动有助于孩子得到全面发展。其中，对骨骼长轴有应力作用的运动项目在促进体格生长发育方面作用更加明显。简单来说就是在运动过程中，有较多跑跳动作的项目，如跳绳、跑步、足球、篮球、排球等，对生长发育帮助更大。需要指出的是，适宜的运动、充足的营养和睡眠对促进孩子身高增长缺一不可，三者不可偏废。同时运动也要注意强度和运动量的控制，拔苗助长导致的运动过量反而适得其反。

11. 适合控制体重的锻炼项目有哪些

控制体重主要从两个方面进行考虑：

减少身体中的脂肪含量。在中等强度的运动中，脂肪动员率最大。但是，由于人体在运动中优先动用糖原，只有血液中糖被消耗完后才开始动员脂肪供能，因此，必须进行长时间（至少持续 30 分钟以上）中等强度的包括健步走、慢跑、游泳、骑自行车等结构性的有氧运动，才能有效减少身体中的脂肪。但是，对于孩子来说，进行结构性运动并不简单，那么家长可以试着让孩子从运动类游戏开始。让孩子尽可能地持续较长时间的运动较为有效。如果孩子还不能一口气坚持 30 分钟以上，可以先从持续运动 10 分钟开始，中间不要间断，避免坐、站、休息，原地站着不动等。随着孩子年龄的增长，可以逐渐增加一些结构性的运动，如慢跑、跳绳等。

增加身体中的肌肉含量。在同样体重的情况下，肌肉含量高的机体的基础代谢率更高。所谓基础代谢率是指安静坐着时人体消耗的能量。在每天摄入同样能量且身体活动消耗同样能量的情况下，肌肉含量更高、基础代谢率更高的人显然更不容易增加体重。因此，进行一定的力量练习，提高身体中的肌肉含量，也有助于控制体重。在居家环境中，进行力量练习是比较适合的，尤其是适合家长和孩子一起练习的亲子运动。例如，家长可以和自己的孩子一起练习蹲起、俯卧撑等内容，在增加亲子关系的同时，也能提高孩子的肌肉力量，促进肌肉增长。

12. 促进骨骼健康的锻炼项目有哪些

抗阻训练是促进骨骼健康的最佳训练方式。已有研究证明，抗阻训练有助于骨质增强以及骨密度的增加。抗阻训练中产生的肌肉张力和机械应力作用于骨骼，刺激成骨细胞生成，促进骨形成和重建，以维持骨量或增加骨密度，并使骨的弹性增加，抗弯曲、抗挤压和抗扭转的能力增强。另外，抗阻练习还是提高体内钙吸收的重要手段之一。

让幼儿开展一定的抗阻练习对其骨骼健康和生长发育都有着一定的积极意义。这里说的抗阻练习并不是让孩子去举杠铃，我们在家进行蹲起练习、俯卧撑练习都属于抗阻练习的一部分。鼓励儿童从小开始进行克服自身体重的抗阻练习是促进其健康发育的重要手段之一。

13. 为什么说各种运动项目不是锻炼的全部

首先要跟大家明确的是，运动项目只是技术练习，没有身体素质的保障，任何运动项目都不能达到应有的健康效益，反而会增加运动损伤的风险。打个比方，身体素质练习就是向银行里存钱，而进行运动项目的技术练习是从银行里取钱，只有达到"存取"平衡，才能最大限度地保障安全，达到最佳收益。遗憾的是，很多孩子一说到运动，就是我跑步去了、打球去了，很少进行身体素质的辅助练习，家长也很少关心孩子是否具备足够的身体素质，支撑其进行这样的锻炼。

我们需要知道，身体素质包括力量素质、速度素质、耐力素质、柔韧素质和灵敏素质，而这五项素质正是我们进行任何运动项目的前提。不论是对于成年人还是儿童，运动项目作为我们最终的目标，离不开"身体素质的提高"这个过程。对于儿童来说，千万不要"死盯着"运动项目，过早地接触运动项目中的技术部分对孩子有害无益，提升身体素质才是最重要的。只有拥有良好的身体素质，才能在运动项目上表现得更加出色，运动也才会更加安全，并让运动为儿童的健康加分。

14. 为什么要增加儿童运动时间，减少孩子的久坐行为

久坐行为是指一系列以坐姿或卧姿为主要动作形式、能量消耗较低的个体行为（睡眠除外）。常见的儿童久坐行为包括看书、绘画以及坐童车、汽车等出行工具时坐、斜倚或躺着等。即使儿童身体活动量达标，但一旦每天有较长时间的久坐行为，依然会对健康产生不利影响。

（1）2岁以下儿童，尽可能减少电子屏幕时间。2~6岁儿童，每天电子屏幕时间累计不应超过60分钟，越少越好。每次屏幕时间不超过30分钟，年龄越小，时间应越短。

（2）每天尽可能减少久坐行为，每次受限性活动（如手推婴儿车/童车、看护者背上等）的持续时间不超过1

小时。

（3）0～3 岁儿童每次坐姿时间不宜超过 30 分钟，3～6 岁儿童每次坐姿时间不宜超过 60 分钟，一旦超时，应及时打断。婴幼儿坐着时，鼓励与看护者一起阅读和讲故事。

（4）避免在儿童卧室放置电视。夜间使用电子设备会减少幼儿的夜间睡眠时间，避免在睡前使用任何电子设备。

15. 0～6 岁儿童每天应该运动多长时间

（1）学前儿童每天 24 小时内的累计运动时间应至少达到 180 分钟。其中，中等及以上强度的运动应累计不少于 60 分钟。同时，大量研究显示，儿童每天身体活动总时间越多，其健康效益就越大。研究发现，学前儿童每天进行一定时间中等强度身体活动对其运动能力以及骨骼发育都有积极影响。但家长要注意的是，推荐的"180 分钟""60 分钟"都是全天的累计量，并不要求一次性完成。此外，由于存在个体差异，对于原本就不活跃或体质较弱的幼儿，也要注意循序渐进。

（2）每天应进行至少 120 分钟的户外活动。儿童户外游戏时会表现得比室内更活跃，有助于增加身体活动量。若遇雾霾、高温、高寒等天气，可酌情减少，但不应减少每日运动总量。而每日 120 分钟户外活动也已被国内外研究者认为是预防儿童近视最简单、有效的方式。不仅如此，户外活动还可以通过调节钙磷代谢促进骨发育。

16. 如何判断儿童运动强度

可通过幼儿体育活动强度自评量表（见图 10-1）和呼吸频率来判断儿童运动强度。幼儿体育活动强度自评量表操作简单，但受主观因素影响较大。家长还可以通过呼吸频率，即运动中的儿童呼吸和语速的变化进行运动强度的简易判断。例如，中等强度运动时，儿童呼吸比较急促，运动中只能讲短句子，不能完整表述长句子；而高强度运动时，呼吸急促、费力，不能言语交谈。

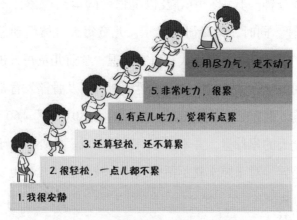

图 10-1　幼儿体育活动强度自评量表

17. 3～4 岁儿童推荐锻炼动作有哪些

（1）Z 字爬行

家长在地上用贴纸或胶带贴出 Z 字形的轨迹，要求孩子在轨迹中间爬行。

（2）滚动

下面列出的各种滚动活动难度逐渐递增，家长可根据孩子的能力选择合适的练习：

让孩子以任何自己喜欢的方式从床或房间的一头滚到另一头。

让孩子躺在床或地面上，双手举过头顶放在地上，从床或房间的一头滚到另一头。

让孩子躺在床或地面上，双手紧贴在身体两侧，从床或房间的一头滚到另一头。

让孩子躺在床或地面上，双手抱球举过头顶，从床或房间的一头滚到另一头。

滚过障碍物（如被褥做成的小坡）。

从物体的下面滚过（如桌子）。

听从口令进行滚动练习，如"开始""暂停""向左""向右"等。

躺在地面，双腿夹住球，在床上或地面滚动。

前滚翻和后滚翻。

（3）臀桥

孩子双脚支撑于地面，臀部和背部用力，将自己的身体支撑起来。

（4）手支撑挺身

孩子双手、双脚支撑于地面，用力将臀部拱起，保持上臂和腿部成伸直状态。

（5）呼啦圈跳

家长在地面上随机摆放几个呼啦圈，要求孩子以双脚跳、单脚跳、跨步跳等不同的跳跃方式，落在呼啦圈中，并依次通过呼啦圈组成的轨迹。如果没有呼啦圈，也可以在地面上画出圆形的区域予以代替。

（6）单腿跪姿接球

孩子一腿弓步，一腿跪在软垫上，家长在其身体两侧进行抛球练习。

（7）长木棍涂色

在一张比较大的纸上画一些可供涂色的图形或字母，将这张纸悬挂在墙上，注意悬挂的高度应与孩子的身高相匹配。为孩子提供一些长短、粗细不同的笔或树枝，让孩子用笔或树枝蘸上颜料，站在图纸前面，将图形涂上颜色。可让孩子根据自己与图形之间的距离，自行选择使用不同长短的笔或树枝。

（8）坐位摆臂练习

坐位下，两臂弯曲约呈90度，两手放松或半握拳，肩带放松，以肩为轴，自然地做前后摆动。前摆时稍向内，后摆时稍向外。摆动幅度随速度变化而变化，速度快时臂的摆幅大。

（9）坐位体前屈

平坐在地上，伸直双腿，脚尖勾起，双手放在头的两侧，然后屈髋慢慢用力向前伸，躯干不要晃动。注意在进行坐位体前屈的过程中，不要有大幅度的晃动，需要缓慢、匀速地向前触够。

（10）靠墙蹲起

孩子背靠在墙上，双腿下蹲至90度，背部在墙上滑动。

18. 4～5岁儿童推荐锻炼动作有哪些

（1）跳绳

将一条绳子末端连接上一个小球，家长蹲在地上，甩动绳子使球在地面上绕圈滚动。让孩子在绳子快到脚前面时向上跳起，跳过绳子而不要踩到或绊到绳子。

（2）手支撑爬行

孩子双手支撑在地面上，家长抬起孩子的双腿，让孩子使用双手支撑在地面上"行走"。

（3）综合活动

在地面上画4～5个方框，两个方框之间间隔5米左右，这4～5个方框围成一个大大的圈。每个方框内写上动作名称，如单脚跳、双脚跳、高抬腿跑、跨步跳、爬等，要求孩子踩到方框内后，以方框中所要求的动作移动到下一个方框，也就是用每种动作移动5米的距离。

（4）俯卧四点支撑

孩子肘关节支撑于垫子上，肩关节、髋关节、膝关节均保持90度角，在保持平衡的前提下，双膝微微抬离地面。

（5）汤勺运球

将乒乓球放置在长柄汤勺中，让孩子练习拿着汤勺行走并保证乒乓球不掉下来。如果孩子能完成这一练习，则可进阶到要求孩子拿着汤勺沿直线或某一特定的路线行走，或拿着汤勺跑步前进，并保证乒乓球不掉下来。

（6）膝关节支撑侧桥

孩子膝关节支撑于地面，肘关节支撑于软垫上，将上半身抬起，保持平衡。

（7）双脚蹬三轮车跳绳

孩子双脚像蹬三轮车一样，交替跳绳。

（8）单脚平衡站立

孩子单脚站立，支撑腿微微弯曲，保持 10 秒，进行 5 ~ 10 次。

（9）弓步下蹲

孩子进行弓步下蹲练习，每组 5 次，进行 3 组。

（10）跑动变换

孩子向前跑动，听到家长口令（或拍手）等信号后，快速改为向后倒退跑。练习时注意周边环境的安全。

19. 5 ~ 6 岁儿童推荐锻炼动作有哪些

（1）原地高抬腿跑

孩子上体正直，大腿高抬，蹬地腿充分伸直，有节奏地进行原地跑动。

（2）脚支撑侧桥

双脚支撑于软垫上，肘关节支撑于垫子上，将躯干撑起，保持 10 秒后休息。完成 5～10 次。

（3）单脚平衡站立接球

孩子单脚站立，支撑腿保持微微弯曲，家长可以站在幼儿前方或者斜前方对孩子进行抛接球的练习。

（4）熊爬

孩子双手支撑于地面，双脚交替跳跃，持续 10 秒，进行 3～5 次。

（5）勾背练习

一手自上从头后用力向下，另一手背后用力向上，尽力让双手进行相向触够，动作过程要缓慢匀速，不要有震颤，双侧交替进行。

（6）滑步练习

孩子向侧方进行滑步，要求降低重心，膝关节微微屈曲，持续滑动。

（7）前后左右跳跃练习

孩子双脚并拢，进行前后左右跳跃，前后左右四个方向各进行 5 次。

（8）前后左右跑动练习

孩子原地站立，做好跑动准备，家长给出跑动方向的口令（前、后、左、右），快速向家长指出的方向进行跑动。练习时注意周边环境的安全。

（9）下蹲跳

孩子原地站立，屈膝下蹲后向上跳跃，每组 5 次，完成 3 组。

20. 身体姿态异常对生长发育有哪些影响

现代生活给我们带来便利的同时也深刻地影响着儿童的生长发育。例如，静坐少动行为的流行，大幅度地改变了当今儿童的生活方式。儿童阶段，各项身体功能尚未发育完全，比较容易受到外界的影响和干扰。静坐少动的行为方式，不仅仅关系到许多成年疾病的发生，还会对身体姿态产生最直接的影响，如影响身高的增长、为骨骼肌肉方面的疼痛埋下隐患等。长期姿势异常还可能造成一些比较严重的影响，如在青少年时期发生脊柱侧弯等。因此，关注孩子们的身体姿态，对于其生长发育具有重要的意义。

21. 什么是正确的站姿

正确的站姿应该是什么样的呢？从正面看，站立时，做到抬头、挺胸、收腹，双臂自然下垂，让全身重量均匀分布在两条腿上。从侧面观察，一个人的耳垂、胳膊肘尖、股骨大转子、膝关节外侧中央、外踝稍前方这几个点应该连成一条垂直于地面的直线，此时骨盆也处于中间位置，没有过度向前或向后倾斜，这就是正确的站姿。

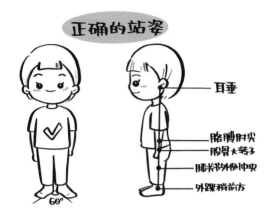

22. 什么是正确的坐姿

对于我们人类来说，并不是自己感到舒服的坐姿就是好坐姿。正确、健康的坐姿应是下颌微收，上身挺直，两侧肩膀放松，收腹，将整个臀部完全坐到椅子上，双脚平放地面，并拢。如果坐在有靠背的椅子上，则应在上述姿势的基础上尽量将腰背紧贴椅背，这样腰部的肌肉不会太疲劳。同时，最好在椅背和腰部之间放一个靠垫。靠垫的放法也是有讲究的：首先靠垫一定要放在腰部，而不是放到胸背部；其次，靠垫不要太厚，以 10 厘米左右厚度的软垫为最好，这样我们在向后压靠垫的时候，正好把它又压缩了 5 ~ 8 厘米，此时最符合腰曲的生理结构。相反，如果软垫太厚，则会造成腰曲的过度前凸。

23. 什么是正确的走路姿势

（1）头部摆正，平视前方，不要盯着路面，将视线保持在前方大约 5 米的位置，可以想象一下头悬梁的感觉，好似被一条绳子系住头发，往上提拉。

（2）一定不要驼背，而是将胸部挺起来，同时收紧腹部和臀部，让全身线条收紧。

（3）手臂轻微弯曲，随着步伐自然摆动。

（4）肩膀放松，既不要耸肩，也不要向前倾。

（5）把握呼吸的节奏，走路时可以有意地调整呼吸，建议走三步吸气一次，然后再走三步呼气一次。

家长的关注和提醒，可能很快就能起到纠正作用，但是如果放任不管，可能会导致走路异常的情况越来越严重。

24. 如何简单测试孩子是否含胸驼背

含胸驼背的孩子在日常生活中还是比较容易被发现的。可以让孩子靠墙站立，如果肩峰与墙的距离大于 2.5 厘米，说明存在含胸的问题，平常要有意识注意挺胸抬头。

25. 如何纠正身体姿态异常

纠正身体姿态异常要注意以下几点：首先，凡是本书提到的这些异常姿态，请孩子们在日常生活中尽量避免，同时，家长、老师应给予适当的监督，督促孩子们养成保持良好姿态的习惯。其次，孩子们每天可以针对自己的身体姿态进行针对性的练习。例如，每日在镜子前，闭上双眼，调整姿态，睁眼后通过镜子反复纠正，直至在闭眼状态下也可以正确调整好自身姿态。每天坚持练习 5 ~ 10 分钟，坚持 2 ~ 3 个星期就可以掌握正确的站姿与坐姿，并有意识地在日常生活中保持。

26. 常见错误的身体姿态有哪些

（1）一坐下就变成了"低头族"

随着智能手机的普及，手机上五花八门的资讯越来越吸引人们长时间低头看手机。

细长的颈椎顶着重重的头颅，本来就很辛苦，当头部垂直于颈椎也就是我们平视前方时，颈椎所承受的仅是来自头颅自身的重量，约 4.5 ~ 5 公斤；而当头向下低 15 度时，颈椎所受到的压力变成 2 倍多，约 12 公斤；此时你还在玩手机，不知不觉头又低了一点，达到 30 度时，颈椎要承受 18 公斤的重量；玩手机时间太长了，低头角度达到 45 度了，颈椎所承受的压力也增加到 3.7 倍；若是低头的角度达到 60 度，颈椎承受的压力更是达到了垂直时候的 4.5 倍。

手机充斥着我们的社会，即使是 1 ~ 2 岁的孩子也在使用手机。我们不鼓励孩子过

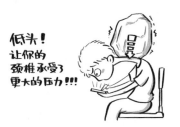

早、过长地接触手机。但是如果非用不可的话，那请家长监督孩子，一定避免低头玩手机。

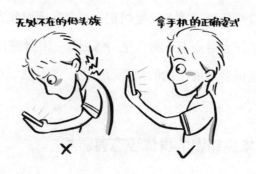

（2）跷二郎腿让脊柱很难过

很多人有跷二郎腿的习惯，但如果总是跷二郎腿，容易造成腰椎与胸椎压力分布不均、骨盆两边不等高、腰椎后凸、脊柱变形，诱发腰椎间盘突出，导致慢性腰背疼痛。特别是儿童处于生长发育期，跷二郎腿容易形成驼背，双腿不等长，甚至是脊柱侧弯。跷二郎腿危害多，如果一时改不了，每次跷腿别超过 10 分钟。

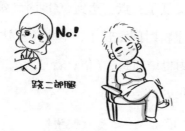

（3）恨不得长在沙发里

柔软的沙发人人爱，有的人往沙发里一窝就是几个小时，看电视、玩手机的确很放松，却不知，脊柱在受苦。整个后背陷进沙发的时候，脊柱变成"C"形，颈曲、腰曲消失，同时由于腰椎缺乏足够支撑处于折角状态，上半身的重量全压到了腰椎这一个受力点上，椎间盘所受重力增大，不利于脊柱保持正常生理结构，久而久之会造成椎间盘突出。平衡和对称是脊椎的最爱，窝在沙发里的一些歪七扭八的姿势，也许一时舒服，但长此以往，对幼儿的脊柱却是一种煎熬。

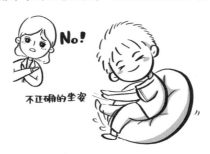

不正确的坐姿

（4）椅子只坐一半

有的孩子坐着时习惯于臀部只与椅子搭个边、背部斜靠着椅背、腰部悬空，却不知这样的坐姿对腰部伤害很大。这是因为，这种坐姿令腰部失去椅背的支撑，腰部所承受的压力增大，久而久之容易造成腰椎骨盆错位。

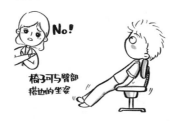

椅子与臀部搭边的坐姿

（5）站立时一直在"稍息"

在生活中，我们发现不少儿童平常站立时，总是无意识地把身体重心放在一条腿上。短时间这样站，确实比"站如松"舒服，但是时间一长，会导致腰椎两侧受力不均，造成骨盆歪斜、脊柱侧弯，出现腰背疼痛。

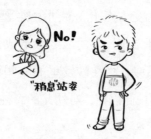

（6）头部前伸，还驼背

驼背也是一种异常姿势，常伴有头部前伸。如今这种体态似乎已经成为一种常态，而不再是老年人的专利。不少儿童在成长过程中由于长期低头垂肩，导致脊柱朝不正常的方向发育。驼背时脊柱的胸曲后凸弧度过大，而肩膀和头部过度向前，这种情况下身体还要维持平衡不至于摔倒，只能靠增加颈曲和腰曲的前凸弧度来中和，所以又进一步造成颈椎和腰椎的变形，改变了整个脊柱的生理结构。严重的驼背还会让人呼吸变浅、呼吸不畅，胸口就像被紧身束胸衣勒着，想必这种感觉不是那么舒服。儿童一旦养成了这种习惯，对其日后的生活可谓影响深远。

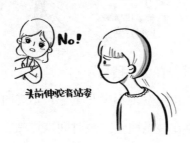

27. 维持正确身体姿态的锻炼小窍门

现在的儿童静坐时间太长，在维持良好的身体姿态上不愿花时间，往往觉得没有时间进行锻炼。其实，只要有心，我们可以在任意时间、任意地点进行锻炼。我们特别设计了以下几个锻炼动作，让孩子们通过日常生活中的点点滴滴来保持脊柱健康，最终拥有挺拔的身姿。

（1）颈部力量

头部保持中立位，手掌抵住头部，向前后左右四个方向用力，颈部肌肉用力与手做对抗，保持头部位置不动。

（2）颈部牵伸

挺胸，右肩下沉，头转向左侧，下巴贴近颈部，左手向左下方用力，感受右侧颈肩部有牵拉感，保持 30 秒。

挺胸，左肩下沉，头转向右侧，下巴贴近颈部，右手向右下方用力，感受左侧颈肩部有牵拉感，保持 30 秒。

（3）躯干旋转

坐位，挺直腰背，肩背部用力带动上半身旋转，下半身保持不动。

28. 为什么说家长的陪伴是促进儿童积极锻炼的最佳方式

大量研究证实，家长的支持对于儿童养成健康的生活方式和锻炼习惯至关重要，而陪伴孩子一起锻炼是最为有效的方式。陪孩子运动，不仅有助于孩子的身体健康，而且在孩子们性格养成、思维习惯和人际关系的建立等方面也有诸多益处。因此，真诚地建议各位家长，再忙碌也请抽出一点点时间，陪伴孩子进行科学的运动。

29. 运动前热身的重要性

在生活中，我们常看到很多司机在开车前需要让发动机预热，尤其是气温较低时，更需要把热车的时间适当延长。其实运动前热身就类似于这个过程。积极有效的热身，可以调动我们身体的功能，使得循环系统、呼吸系统、消化系统等开始准备进入工作状态并协同配合，为我们的运动保驾护航。因此，在孩子开展运动之前，让其有 3 ~ 5 分钟的准备活动时间，比如让孩子快走、慢跑，或者做几个蹲起，便可起到热身的作用。

30. 儿童如何正确进行热身、准备活动

随着体育科学的不断发展，热身已经成为我们运动防护的重要手段之一。

我们的热身运动大致可分为两部分：低强度有氧运动和牵伸。低强度有氧运动，就是进行 5 ~ 10 分钟的简单的跑动或者骑车等活动，以提供给身体一个准备进行运动的信号。在热身活动的有氧阶段，最佳的运动强度是使心率逐渐地提高，并最终达到在实际运动中可能会达到的心率的水

平。例如，我们进行中等强度的羽毛球运动，在运动中的心率大致是 140 ~ 150 次 /min。因此，热身时，通过逐渐加快慢跑速度使我们的心率逐渐升高至 140 ~ 150 次 /min 这个程度，并在此心率下保持 1 ~ 2 分钟后，再慢慢地降低跑速使心率得到恢复。这样才能使我们的心肺系统得到有效的动员，以便更好地适应我们接下来的运动。

在有氧热身部分结束后，接下来就是肌肉的牵伸，也就是我们常说的拉一拉。大部分人习惯上来就开始牵伸肌肉。其实，在适当的有氧热身后进行牵伸才是正确的选择。此时，身体已经微微出汗，体温升高，更加有助于牵伸的质量，并且也更加安全。

31. 运动后的整理与放松的重要性

我们人体是一部精密复杂的仪器，既然有热身运动，就要有整理运动。就如开车一样，每次急刹车对于汽车本身都是一种损害。我们人体也是如此，运动结束后如果不进行恢复与整理，就好比进行了一次急刹车。

每次运动都会使得人体在生理上发生一定程度的变化。这些生理上的改变不会因为我们停止运动而立即停止，而是需要一定时间才能恢复到安静状态。运动后恢复与整理的意义也正在于此。

好的整理活动可以使我们在运动过程中产生的有害物质尽快排出体外，并帮助恢复内脏的生理功能，缓解运动后产生的肌肉酸痛。重视恢复与整理，就是在为我们下一次运动做准备。对于儿童来说，其骨骼肌肉系统尚未发育完善，更需要重视整理与放松，这样才能使机体从疲劳中尽快恢复过来，为下一次的运动做好准备。

32. 儿童整理与放松的方法有哪些

儿童运动结束后建议进行全身各主要肌肉的牵伸与放松，并可按如下方案进行。同时需要注意，所有的牵伸需要缓慢持续用力，切不可使用爆发力或进行弹震式的牵伸，每个牵伸动作持续 30 ~ 60 秒，完成 2 ~ 3 组。

（1）上肢肌肉牵伸：单手屈曲肘关节于头上，另一只手握住肘关节，使肘关节伸展，进行牵伸。

（2）大腿前侧肌肉牵伸：单脚支撑于地面，另一侧腿弯曲，同侧手从体后握住前脚掌，进行牵伸。

（3）大腿后侧肌肉牵伸：坐于地面，伸直一侧腿，另一条腿弯曲放置于膝关节处，保持背部挺直的状态下，腹部尽力向脚尖方向触够。注意要保持背部挺直，不要将躯干过于弯曲，触够脚尖。

（4）腹部肌肉牵伸：俯卧于地面，双臂伸直支撑于地面，躯干从腰部抬起，向上后仰，感觉到腹部肌肉的牵伸。

（5）背部肌肉牵伸：跪姿于地面，臀部坐于脚跟，保持臀部不动的前提下，双手尽力向前触够。

（6）脊椎灵活性练习：双手、双膝分开与肩同宽支撑于地面，从颈椎开始坐塌腰和弓背的动作，感觉脊柱可以一节一节地进行运动。

完成以上整理和放松环节后，应及时补充水分和必要的营养物质。另需注意的是，整理和放松环节需要在运动后即刻进行，这样效果最佳；但如果确实面临困难，可以在运动后当天任何时候进行。有效的整理与放松是避免运动损伤、提高锻炼效果的必要措施。除此之外，以上提供的这些放松方式，也可以在平时进行单独练习，这对于提高孩子的柔韧性，促进运动能力的提高以及促进生长发育都有积极的作用。

33. 孩子还小，不需要运动，对吗

在生命早期养成规律运动的习惯，对孩子的身体非常重要。规律的运动习惯，在促进其大脑皮质发育的同时，也可以显著提高青少年时期甚至是成年期的身体健康水平，并让孩子受益终身。

从孩子出生开始，其运动能力就会随着年龄的增长而与日俱增。每个年龄段都对应不同的运动能力发展关键期，在这个阶段如果增加某些身体素质的练习，会起到事半功倍的效果。

34. 儿童需要进行力量锻炼吗

力量素质是人体必备身体素质的重要组成部分，分为一

般力量和专项力量。力量素质的增长随年龄而逐年增长。对于儿童来讲，负荷过大的力量训练会阻碍其身体的成长发育，但不意味着在少年儿童期就不能进行力量训练。适当的克服自身体重的力量练习对于儿童的肌肉发育、肌肉力量、用力姿势都能产生良好的影响，并有助于促进其养成良好的运动习惯。此外，儿童力量练习受外界因素的影响比较大，因此在进行训练时要注意多样性、全面性、针对性，同时也应注意个体差异以及性别差异。

35. 坐没坐相，站没站相只是一种不良习惯吗

身体姿势涉及人体各组织器官之间的协调和平衡，正确的身体姿势不仅能让身体保持稳定状态，而且能保证身体各组织器官的正常功能，减少肌肉和韧带的紧张，延缓肌肉的疲劳。姿势一旦发生异常，就可能改变各内脏器官的功能，引起体质下降，甚至产生生理缺陷和某些疾病。我们常说的坐没坐相，站没站相，其实就是异常或者错误的身体姿态。

对于处于快速生长发育期和习惯养成期的儿童来说，不良坐姿与站姿是颈椎、腰椎最大的杀手。长期处于不良姿态，颈曲和腰曲容易变直，颈部、肩部还有腰背部容易僵硬酸痛。

36. 所有运动都能促进生长发育吗

对于大部分运动项目来说，只要掌握正确的强度和量都

会对儿童的生长发育产生积极的影响，但不同的运动方式所作用的部位不同。而那些能够给予骨骼一定长轴压力的运动项目有助于促进儿童身高增长。在跑步、跳绳、足球、篮球、羽毛球等具备跑跳属性的运动项目中，下肢的长骨可以受到来自地面的反作用力的刺激，促进其长度的增长。但是也需要注意，运动不能过量，过量的运动反而会限制身高的增长。判断运动强度是否过量，最简单的方法是可以根据身体的主观感觉来确定。若运动后稍感疲劳，可以观察这种疲劳感是否会持续到第二天早上。如果第二天睡醒后，孩子仍感觉疲惫不堪、精神状态不佳，就应适当降低运动强度和运动量，并在日后的运动中注意循序渐进。

37. 踢足球会让孩子变成 O 形腿吗

我们可能会看到有些职业足球运动员会有 O 形腿的现象，但我们不能绝对地认为踢足球肯定会变成 O 形腿。骨骼尚未发育成熟是 O 形腿发生的前提条件，参与训练的起始年龄越小，O 形腿的发生率就越高；动作技术要求是 O 形腿发生的影响因素，足球的技术特点使得下肢的正常力学特征被破坏，比如内、外侧肌肉力量不均，从而更容易导致 O 形腿。

然而，这些都是针对职业运动员来讲的，如果您的目标是为了将孩子培养成职业足球运动员而对孩子从小进行职业化的训练，这样孩子变成 O 形腿的概率就会增加。但是，如果仅仅将踢足球作为一项娱乐项目，那么变成 O 形腿的概率就会大大降低。有针对性地进行热身、放松，以及在进行足球练习的过程中进行身体素质的练习，保障其力量水平、柔韧素质均衡发展，即可有效预防 O 形腿的发生。

附录

表1

0～18岁儿童青少年身高、体重百分位数值表（男）

年龄	3rd 身高(cm)	体重(kg)	10th 身高(cm)	体重(kg)	25th 身高(cm)	体重(kg)	50th 身高(cm)	体重(kg)	75th 身高(cm)	体重(kg)	90th 身高(cm)	体重(kg)	97th 身高(cm)	体重(kg)
出生	47.1	2.62	48.1	2.83	49.2	3.06	50.4	3.32	51.6	3.59	52.7	3.85	53.8	4.12
2月	54.6	4.53	55.9	4.88	57.2	5.25	58.7	5.68	60.3	6.15	61.7	6.59	63.0	7.05
4月	60.3	5.99	61.7	6.43	63.0	6.90	64.6	7.45	66.2	8.04	67.6	8.61	69.0	9.20
6月	64.0	6.80	65.4	7.28	66.8	7.80	68.4	8.41	70.0	9.07	71.5	9.70	73.0	10.37
9月	67.9	7.56	69.4	8.09	70.9	8.66	72.6	9.33	74.4	10.06	75.9	10.75	77.5	11.49
12月	71.5	8.16	73.1	8.72	74.7	9.33	76.5	10.05	78.4	10.83	80.1	11.58	81.8	12.37
15月	74.4	8.68	76.1	9.27	77.8	9.91	79.8	10.68	81.8	11.51	83.6	12.30	85.4	13.15
18月	76.9	9.19	78.7	9.81	80.6	10.48	82.7	11.29	84.8	12.16	86.7	13.01	88.7	13.90
21月	79.5	9.71	81.4	10.37	83.4	11.08	85.6	11.93	87.9	12.86	90.0	13.75	92.0	14.70
2岁	82.1	10.22	84.1	10.90	86.2	11.65	88.5	12.54	90.9	13.51	93.1	14.46	95.3	15.46
2.5岁	86.4	11.11	88.6	11.85	90.8	12.66	93.3	13.64	95.9	14.70	98.2	15.73	100.5	16.83
3岁	89.7	11.94	91.9	12.74	94.2	13.61	96.8	14.65	99.4	15.80	101.8	16.92	104.1	18.12
3.5岁	93.4	12.73	95.7	13.58	98.0	14.51	100.6	15.63	103.2	16.86	105.7	18.08	108.1	19.38
4岁	96.7	13.52	99.1	14.43	101.4	15.43	104.1	16.64	106.9	17.98	109.3	19.29	111.8	20.71
4.5岁	100.0	14.37	102.4	15.35	104.9	16.43	107.7	17.75	110.5	19.22	113.1	20.67	115.7	22.24
5岁	103.3	15.26	105.8	16.33	108.4	17.52	111.3	18.98	114.2	20.61	116.9	22.23	119.6	24.00
5.5岁	106.4	16.09	109.0	17.26	111.7	18.56	114.7	20.18	117.7	21.98	120.5	23.81	123.3	25.81
6岁	109.1	16.80	111.8	18.06	114.6	19.49	117.7	21.26	120.9	23.26	123.7	25.29	126.6	27.55
6.5岁	111.7	17.53	114.5	18.92	117.4	20.49	120.7	22.45	123.9	24.70	126.9	27.00	129.9	29.57
7岁	114.6	18.48	117.6	20.04	120.6	21.81	124.0	24.06	127.4	26.66	130.5	29.35	133.7	32.41
7.5岁	117.4	19.43	120.5	21.17	123.6	23.16	127.1	25.72	130.7	28.70	133.9	31.84	137.2	35.45
8岁	119.9	20.32	123.1	22.24	126.3	24.46	130.0	27.33	133.7	30.71	137.1	34.31	140.4	38.49
8.5岁	122.3	21.18	125.6	23.28	129.0	25.73	132.7	28.91	136.6	32.69	140.1	36.74	143.6	41.49
9岁	124.6	22.04	128.0	24.31	131.4	26.98	135.4	30.46	139.3	34.61	142.9	39.08	146.5	44.35
9.5岁	126.7	22.95	130.3	25.42	133.9	28.31	137.9	32.09	142.0	36.61	145.7	41.49	149.4	47.24
10岁	128.7	23.89	132.3	26.55	136.0	29.66	140.2	33.74	144.4	38.61	148.2	43.85	152.0	50.01
10.5岁	130.7	24.96	134.5	27.83	138.3	31.20	142.6	35.58	147.0	40.81	150.9	46.40	154.9	52.93
11岁	132.9	26.21	136.8	29.33	140.8	32.97	145.3	37.69	149.9	43.27	154.0	49.20	158.1	56.07
11.5岁	135.3	27.59	139.5	30.97	143.7	34.91	148.4	39.98	153.1	45.94	157.4	52.21	161.7	59.40
12岁	138.1	29.09	142.5	32.77	147.0	37.03	151.9	42.49	157.0	48.86	161.5	55.50	166.0	63.04
12.5岁	141.1	30.74	145.7	34.71	150.4	39.29	155.6	45.13	160.8	51.89	165.5	58.90	170.2	66.81
13岁	145.0	32.82	149.6	37.04	154.3	41.90	159.5	48.08	164.8	55.21	169.5	62.57	174.2	70.83
13.5岁	148.8	35.03	153.3	39.42	157.9	44.45	163.0	50.85	168.1	58.21	172.7	65.80	177.2	74.33
14岁	152.3	37.36	156.7	41.80	161.0	46.90	165.9	53.37	170.7	60.83	175.1	68.53	179.4	77.20
14.5岁	155.3	39.53	159.4	43.94	163.6	49.00	168.2	55.43	172.8	62.86	176.9	70.55	181.0	79.24
15岁	157.5	41.43	161.4	45.77	165.4	50.75	169.8	57.08	174.2	64.40	178.2	72.00	182.0	80.60
15.5岁	159.1	43.05	162.9	47.31	166.7	52.19	171.0	58.39	175.2	65.57	179.1	73.03	182.8	81.49
16岁	159.9	44.28	163.6	48.47	167.4	53.26	171.6	59.35	175.8	66.40	179.5	73.73	183.5	82.05
16.5岁	160.5	45.30	164.2	49.42	167.9	54.13	172.1	60.12	176.2	67.05	179.9	74.25	183.5	82.44
17岁	160.9	46.04	164.5	50.11	168.2	54.77	172.3	60.68	176.4	67.51	180.1	74.62	183.7	82.70
18岁	161.3	47.01	164.9	51.02	168.6	55.60	172.5	61.40	176.7	68.11	180.4	75.08	183.9	83.00

注：①根据 2005 年九省 / 市儿童体格发育调查数据研究制定　　参考文献：中华儿科杂志，2009 年 7 期
　　②3 岁以前为身长

首都儿科研究所生长发育研究室　制作

表2

0～18岁儿童青少年身高、体重百分位数值表（女）

年龄	3rd 身高(cm)	体重(kg)	10th 身高(cm)	体重(kg)	25th 身高(cm)	体重(kg)	50th 身高(cm)	体重(kg)	75th 身高(cm)	体重(kg)	90th 身高(cm)	体重(kg)	97th 身高(cm)	体重(kg)
出生	46.6	2.57	47.5	2.76	48.6	2.96	49.7	3.21	50.9	3.49	51.9	3.75	53.0	4.04
2月	53.4	4.21	54.7	4.50	56.0	4.82	57.4	5.21	58.9	5.64	60.2	6.04	61.6	6.51
4月	59.1	5.55	60.3	5.93	61.7	6.34	63.1	6.83	64.6	7.37	66.0	7.90	67.4	8.47
6月	62.5	6.34	63.9	6.76	65.2	7.21	66.8	7.77	68.4	8.37	69.8	8.96	71.2	9.59
9月	66.4	7.11	67.8	7.58	69.3	8.08	71.0	8.69	72.8	9.36	74.3	10.01	75.9	10.71
12月	70.0	7.70	71.6	8.20	73.2	8.74	75.0	9.40	76.8	10.12	78.5	10.82	80.2	11.57
15月	73.2	8.22	74.9	8.75	76.6	9.33	78.5	10.02	80.4	10.79	82.2	11.53	84.0	12.33
18月	76.0	8.73	77.7	9.29	79.5	9.91	81.5	10.65	83.6	11.46	85.5	12.25	87.4	13.11
21月	78.5	9.26	80.4	9.86	82.3	10.51	84.4	11.30	86.6	12.17	88.6	13.01	90.7	13.93
2岁	80.9	9.76	82.9	10.39	84.9	11.08	87.2	11.92	89.6	12.84	91.7	13.74	93.9	14.71
2.5岁	85.2	10.65	87.4	11.35	89.6	12.12	92.1	13.05	94.6	14.07	97.0	15.08	99.3	16.16
3岁	88.6	11.50	90.8	12.27	93.1	13.11	95.6	14.13	98.2	15.25	100.5	16.36	102.9	17.55
3.5岁	92.4	12.32	94.6	13.14	96.8	14.05	99.4	15.16	102.0	16.38	104.4	17.59	106.8	18.89
4岁	95.8	13.10	98.1	13.99	100.4	14.97	103.1	16.17	105.7	17.50	108.2	18.81	110.6	20.24
4.5岁	99.2	13.89	101.5	14.85	104.0	15.92	106.7	17.22	109.5	18.66	112.1	20.10	114.7	21.67
5岁	102.3	14.64	104.8	15.68	107.3	16.84	110.2	18.26	113.1	19.83	115.7	21.41	118.4	23.14
5.5岁	105.4	15.39	108.0	16.52	110.6	17.78	113.5	19.33	116.5	21.06	119.3	22.81	122.0	24.72
6岁	108.1	16.10	110.8	17.32	113.5	18.68	116.6	20.37	119.7	22.27	122.5	24.19	125.4	26.30
6.5岁	110.6	16.80	113.4	18.12	116.2	19.60	119.4	21.44	122.7	23.51	125.6	25.62	128.6	27.96
7岁	113.3	17.58	116.2	19.01	119.2	20.62	122.5	22.64	125.9	24.94	129.0	27.28	132.1	29.89
7.5岁	116.0	18.39	119.0	19.95	122.1	21.71	125.6	23.93	129.1	26.48	132.3	29.08	135.5	32.01
8岁	118.5	19.20	121.6	20.89	124.9	22.81	128.5	25.25	132.1	28.05	135.4	30.95	138.7	34.23
8.5岁	121.0	20.05	124.2	21.88	127.6	23.99	131.3	26.67	135.1	29.77	138.5	33.00	141.9	36.69
9岁	123.3	20.93	126.7	22.93	130.2	25.23	134.1	28.19	138.0	31.63	141.6	35.26	145.1	39.41
9.5岁	125.7	21.89	129.3	24.08	132.9	26.61	137.0	29.87	141.1	33.72	144.8	37.79	148.5	42.51
10岁	128.3	22.98	132.1	25.36	135.9	28.15	140.1	31.76	144.4	36.05	148.2	40.63	152.0	45.97
10.5岁	131.1	24.22	135.0	26.80	138.9	29.84	143.3	33.80	147.7	38.53	151.6	43.61	155.6	49.59
11岁	134.2	25.74	138.2	28.53	142.2	31.81	146.6	36.10	151.1	41.24	155.2	46.78	159.2	53.33
11.5岁	137.2	27.43	141.2	30.39	145.2	33.86	149.7	38.40	154.1	43.85	158.2	49.73	162.1	56.67
12岁	140.2	29.33	144.1	32.42	148.0	36.04	152.4	40.77	156.7	46.42	160.7	52.49	164.5	59.64
12.5岁	142.9	31.22	146.6	34.39	150.4	38.09	154.6	42.89	158.8	48.60	162.6	54.71	166.3	61.86
13岁	145.0	33.09	148.6	36.29	152.2	40.00	156.3	44.79	160.3	50.45	163.9	56.46	167.6	63.45
13.5岁	146.7	34.82	150.2	38.01	153.7	41.69	157.6	46.42	161.6	51.97	165.1	57.81	168.6	64.55
14岁	147.9	36.38	151.3	39.55	154.8	43.19	158.6	47.83	162.4	53.23	165.9	58.88	169.3	65.36
14.5岁	148.9	37.71	152.2	40.84	155.6	44.43	159.4	48.97	163.1	54.23	166.5	59.70	169.8	65.93
15岁	149.5	38.73	152.8	41.83	156.1	45.36	159.8	49.82	163.5	54.96	166.8	60.28	170.1	66.30
15.5岁	149.9	39.51	153.1	42.58	156.5	46.06	160.1	50.45	163.8	55.49	167.1	60.69	170.3	66.55
16岁	149.8	39.96	153.1	43.01	156.4	46.47	160.1	50.81	163.8	55.79	167.1	60.91	170.3	66.69
16.5岁	149.9	40.29	153.2	43.32	156.5	46.76	160.2	51.07	163.8	56.01	167.1	61.07	170.4	66.78
17岁	150.1	40.44	153.4	43.47	156.7	46.90	160.3	51.20	164.0	56.11	167.3	61.15	170.5	66.82
18岁	150.4	40.71	153.7	43.73	157.0	47.14	160.6	51.41	164.2	56.28	167.5	61.28	170.7	66.89

注：①根据2005年九省/市儿童体格发育调查数据研究制定　　参考文献：中华儿科杂志，2009年7期

②3岁以前为身长

首都儿科研究所生长发育研究室　制作

表 3

中国 0～3 岁男童身长、体重百分位曲线图

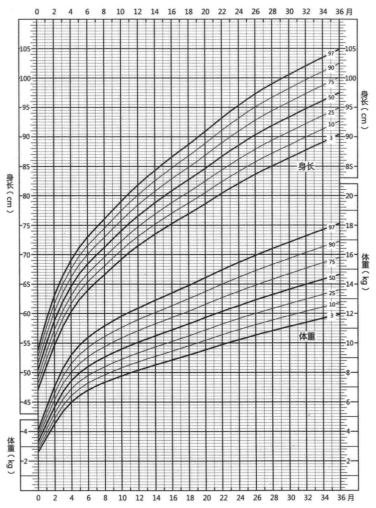

注：根据 2005 年九市儿童体格发育调查数据研究制定 　　　参考文献：中华儿科杂志，2009 年 3 期

首都儿科研究所生长发育研究室　制作

表 4

中国 0～3 岁女童身长、体重百分位曲线图

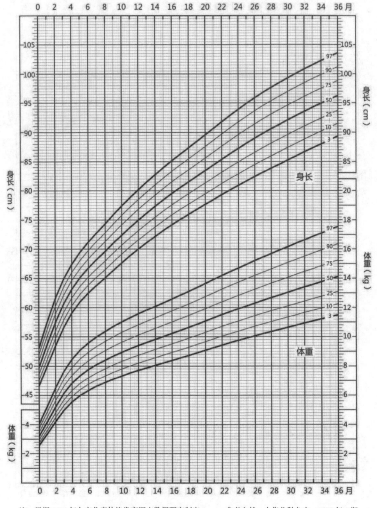

注：根据 2005 年九市儿童体格发育调查数据研究制定　　参考文献：中华儿科杂志，2009 年 3 期

首都儿科研究所生长发育研究室　制作

表5

中国2～18岁男童身高、体重百分位曲线图

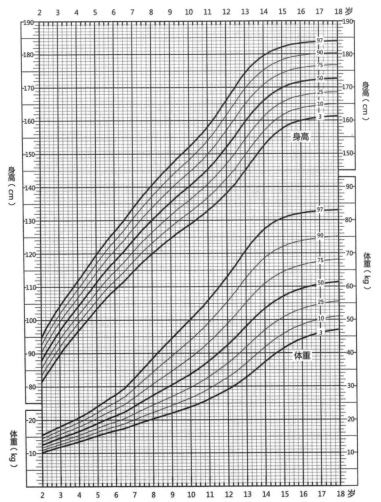

注：根据2005年九省/市儿童体格发育调查数据研究制定　参考文献：中华儿科杂志，2009年7期

首都儿科研究所生长发育研究室　制作

表6

中国 2～18 岁女童身高、体重百分位曲线图

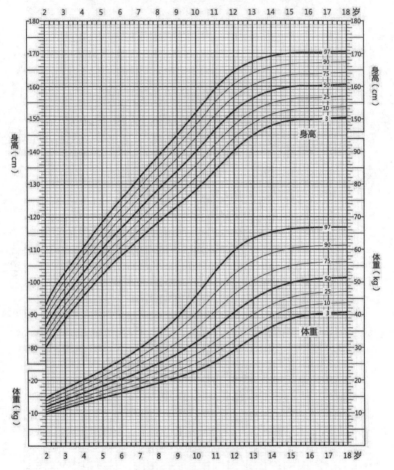

注：根据 2005 年九省 / 市儿童体格发育调查数据研究制定　　参考文献：中华儿科杂志，2009 年 7 期

首都儿科研究所生长发育研究室　制作

表7

中国 2 ~ 18 岁男童 BMI 百分位曲线图

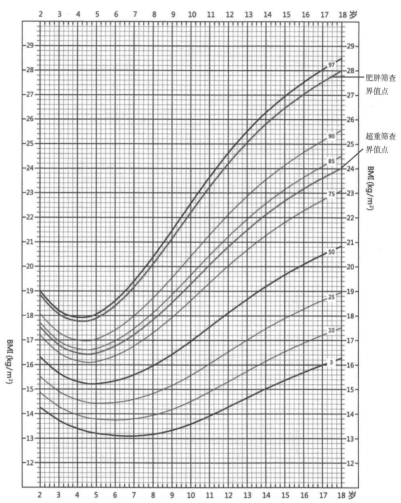

注：①根据2005年九省/市儿童体格发育调查数据研究制定　参考文献：中华儿科杂志，2009年7期

首都儿科研究所生长发育研究室　制作

表8

中国 2～18 岁女童 BMI 百分位曲线图

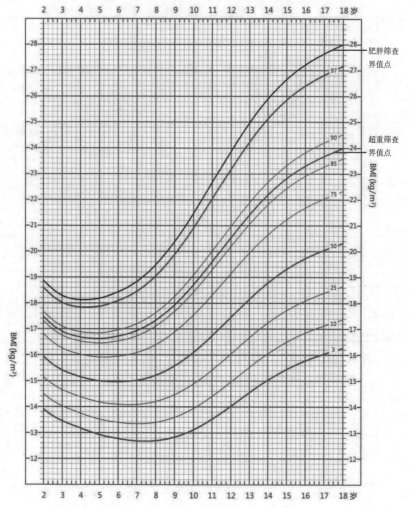

注：①根据 2005 年九省 / 市儿童体格发育调查数据研究制定　参考文献：中华儿科杂志，2009 年 7 期

首都儿科研究所生长发育研究室　制作